LES VOIES URINAIRES

et leurs Maladies

PAR

LE Dr L.-E. MONNET, 🟉, ✠ O.

Lauréat de la Faculté de Paris
Ancien Chef de Clinique Dermato-Syphiligraphique
Ancien Médecin Inspecteur des Écoles de la Ville de Paris
Ancien Médecin de l'Assistance Publique
et de la Préfecture de la Seine

PARIS
LIBRAIRIE VIGOT FRÈRES
PLACE DE L'ÉCOLE-DE-MÉDECINE, 23

...TEUR
...édecine, 17

SOCIÉTÉ
DES PUBLICATIONS HYGIÉNIQUES
3, Rue Greffulhe, 3

LES VOIES URINAIRES

ET LEURS MALADIES

Du Même Auteur :

Consultations pour les Arthritiques

Rhumatismes aigu et chronique. — Goutte. — Gravelle. Diabète. — Obésité. — Arthritisme et Herpétisme.

PRIX : 1 FRANC

La Peau et l'Estomac. — Le Cuir chevelu.

PRIX : 1 FRANC

Conseils aux "Avariés"

Blennorrhagie aiguë et chronique. — Chancrelle ou Chancre mou. — Chancre mixte. — Herpès préputial. — Bubons. — Végétations. — Moyens d'éviter la Contagion Vénérienne. — Syphilis.

PRIX : 2 FRANCS

LES

VOIES URINAIRES

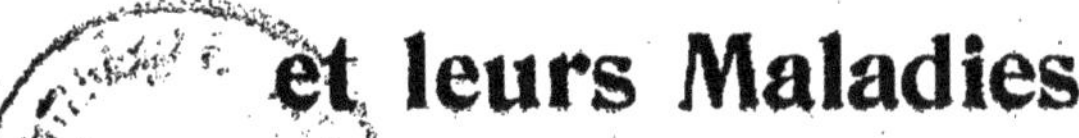

et leurs Maladies

PAR

LE Dr L.-E. MONNET, ✠, ✠ O.

Lauréat de la Faculté de Paris
Ancien Chef de Clinique Dermato-Syphiligraphique
Ancien Médecin Inspecteur des Écoles de la Ville de Paris
Ancien Médecin de l'Assistance Publique
et de la Préfecture de la Seine

PARIS
LIBRAIRIE VIGOT FRÈRES
PLACE DE L'ÉCOLE-DE-MÉDECINE, 23

CHEZ L'AUTEUR
17, Place de la Madeleine, 17

SOCIÉTÉ
DES PUBLICATIONS HYGIÉNIQUES
3, Rue Greffulhe, 3

LES VOIES URINAIRES

ET LEURS MALADIES

MODE D'EXAMEN GÉNÉRAL

D'UN MALADE URINAIRE

La première des investigations du médecin doit porter sur les antécédents du malade qui le consulte sur une maladie des organes urinaires.

A-t-il eu une ou plusieurs *blennorrhagies* ? A-t-il eu la *syphilis* ? Si oui, à quelle époque la maladie s'est-elle montrée, et comment s'est-elle comportée ?

En ce qui concerne la blennorrhagie, un point extrêmement important est de savoir s'il y a eu récidive, si le malade a eu la goutte militaire (*blennorrhée*) et de démêler au travers de toutes les réponses ou les explications parfois diffuses du sujet, si les blennorrhagies qu'il accuse ne seraient pas toutes subséquentes à la première. Le fait est assez fréquent d'ailleurs et il justifie souvent à lui seul l'état actuel, résultant d'une affection mal soignée, ou méconnue, ou négligée.

Les testicules ont-ils été touchés et la prostate a-telle fait parler d'elle ? En un mot y a-t-il eu *orchite* ou *prostatite* ?

Un examen général et d'ensemble sur les antécédents personnels ou héréditaires du sujet complétera ces préliminaires. Il est en effet intéressant de savoir s'il y a de la tuberculose, de la scrofule, du lymphatisme, de l'arthritisme, de l'herpétisme, en un mot de savoir comment est le terrain sur lequel a germé la maladie.

Ceci fait, examinons l'*état actuel* du malade ?

Il importe de regarder le méat, de voir s'il est normal, s'il n'y a ni épispadias, ni hypospadias c'est-à-dire si l'urèthre n'a pas son orifice en dessus ou en dessous au lieu de l'avoir à l'extrémité du gland, et de se rendre compte s'il est assez large pour permettre l'entrée d'un instrument d'examen. S'il ne l'est pas assez, il faut agrandir l'ouverture par une simple incision au bistouri ou avec un instrument spécial qui s'appelle le méatotome. Cette insignifiante opération se nomme la *méatotomie.*

Le méat est ou a été rendu d'ouverture suffisante. Allons maintenant explorer le canal de l'urèthre. Pour cela nous allons nous servir de *sondes à boules olivaires.* Ces sondes vont nous permettre de percevoir le long de la route des sensations diverses et de savoir si le canal est malade ou rétréci. Nous avons passé, nous sommes dans la vessie; revenons en arrière tout doucement (car rien ne doit être brusque dans l'examen d'un canal) et notons nos sensations encore. Elles seront peut-être plus précieuses qu'à l'aller. Nous pourrons ainsi contrôler les endroits rétrécis ou malades, les localiser, les connaître.

Toutefois il est un point fort important à ne pas oublier; c'est que l'urèthre membraneux est habituellement facile à impressionner d'où le *spasme de l'urèthre* qui se contracte et se refuse à laisser passer l'instrument. Patience! Et surtout gardons-nous de prendre cela pour un rétrécissement. Il suffit d'être prévenu pour ne pas commettre l'erreur. Avec de la douceur (toujours) et un peu d'habitude, on arrivera à passer et à vaincre le spasme.

Quand une bougie du n° 16 au n° 20 peut passer, on peut considérer le canal comme de bon calibre. (Voir la figure de la filière de Charrière.) Au-dessous, il y a lieu d'intervenir ou d'agir.

En route, si l'on a affaire à un canal rétréci ou malade, on tâchera de savoir s'il est flexible, dur ou ligneux. Pour les interventions futures, ceci est très important.

Nous voici dans la *vessie*.

La muqueuse est-elle impressionnable ? Est-elle sensible au contact ?

La vessie normale est insensible.

S'il y a sensibilité, il y a *cystite*.

Nous allons maintenant prendre la *capacité de la vessie*. Une vessie normale doit avoir une capacité de 300 grammes. Il s'agit là bien entendu de capacité physiologique, non de la capacité anatomique qui peut être de beaucoup supérieure. Ceci revient à dire que si, à l'aide d'une grande seringue nous injectons de l'eau stérilisée dans la vessie, celle-ci ne réagira que lorsque nous aurons introduit 300 grammes de liquide et qu'à ce moment là le patient aura besoin d'uriner. Songez qu'il y a des vessies qui réagissent à 30 grammes et même à moins.

Recherchons maintenant la *contractilité de la vessie*, et voyons si elle lance l'urine à plein jet ou goutte à goutte, si le malade est obligé de faire de violents efforts. On peut apprécier la contractilité vésicale en tenant la sonde debout et en voyant si elle laisse sourdre l'urine. Et on peut dire que la vessie est normalement contractile quand elle se vide bien, c'est-à-dire qu'on ne trouve pas d'urine avec la sonde après l'évacuation.

Puis nous passerons à l'examen de la *prostate*. Cette glande lorsqu'elle est hypertrophiée ou malade est sensible à la distention vésicale.

Il faut ne pas oublier qu'on trouve des calculs dans la prostate et qu'avec l'explorateur métallique on peut parfois déceler leur présence.

L'examen de la prostate ne se fait pas seulement par le toucher rectal comme on tendrait à le croire communément. Il faut combiner celui-ci avec le cathétérisme à l'aide de l'explorateur à boule qui permet de se rendre compte de la longueur de la prostate, de ses saillies uréthrales.

Au toucher rectal on sent deux lobes séparés. S'il y a hypertrophie en masse, cette sensation bilobée n'existe plus.

S'agit-il d'un sujet vieux, c'est une hypertrophie une prostatite simple ou parenchymateuse ou glanduleuse, le plus souvent blennorrhagique.

S'agit-il d'un sujet vieux, c'est une hypertrophie franche, lisse; si elle est bosselée et ligneuse, il y a sujet de craindre le cancer.

FILIÈRE FRANÇAISE DITE FILIÈRE DE CHARRIÈRE

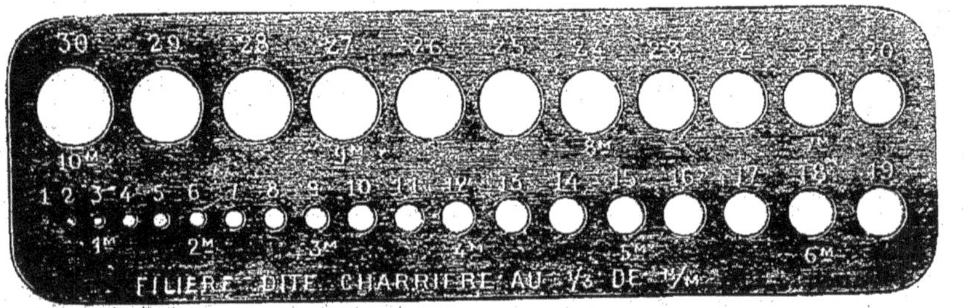

Cette filière, calibrée au 1/3 de millimètre permet de connaitre exactement le calibre des sondes ou bougies, introduites dans l'urèthre, et par suite, la capacité de ce dernier.

Ainsi un urèthre admettant une bougie n° 15 admet une bougie ayant 15/3 de millimètre soit 5 millimètres, soit 1/2 centimètre ; la bougie n° 30 aura de même 30/3 de millimètre soit 1 centimètre.

Le *périnée* est ordinairement souple. Il y a lieu de chercher les fistules ou bien encore cette sensation spéciale dite du cordon uréthral qui indique un urèthre malade, rétréci.

Ce n'est pas tout encore. Vous devez vous préoccuper des *reins*. Vous choisirez pour le palper direct, le procédé de Glénard, le procédé d'Israël ou le procédé de ballottement de Guyon. En fait, un rein normal ne se sent pas.

Vous avez examiné le malade quant à ses organes. Nous devons nous occuper encore de ses urines.

Les urines sont claires.

Pour nous médecin urologiste, ces urines claires sont de peu d'intérêt; si nous soupçonnons une maladie constitutionnelle, le chimiste nous renseignera sur le taux des éléments normaux et sur la présence des éléments pathologiques.

Les urines sont troubles.

Si elles se troublent après l'émission, ce sont ordinairement des urates qui disparaissent en chauffant ou en acidifiant légèrement l'urine; elles sont de peu d'importance.

Si elles se troublent après l'émission, le trouble est dû soit à des sels en suspensions, carbonates ou phosphates qui disparaissent en ajoutant de l'acide chlorhydrique, soit à des éléments anatomiques, leucocytes, cellules épithéliales, soit à des microorganismes.

S'il y a du pus dans l'urine, l'aspect et la nature de ce pus sont très importants pour le diagnostic. Le pus est-il floconneux, son origine est vésicale; est-il concret, vert, c'est du pus rénal.

Notons en passant que dans une urine purulente, l'absence des microorganismes est un signe de présomption de tuberculose.

Si les urines sont rouges, cette teinte peut être due à l'hémoglobinurie seule, provenant d'un coup de froid ou de l'absorption de certains médicaments (pyramidon), ou bien aux globules sanguins; dans ce cas songer aux calculs du rein et de la vessie, au cancer vésical, aux pissements de sang dus à des parasites ou survenus à la suite de l'habitation dans les pays chauds.

Faire pratiquer l'examen bactériologique.

Au point de vue purement clinique et pratique, dans les maladies des voies urinaires, il y a lieu d'employer comme moyen de diagnostic, l'épreuve des verres.

On donne au malade deux verres et on le prie d'uriner peu dans le premier, davantage dans le second.

Premier verre : urine trouble.
Deuxième verre : urine claire.

Le premier verre recèle le contenu de l'urèthre postérieur et antérieur, l'urine a fait chasse d'eau et a propulsé toutes les sécrétions uréthrales. C'est donc l'urèthre qui est malade.

Les deux verres contiennent de l'urine trouble ou purulente, ce pus était contenu dans la vessie.

On peut alors employer la méthode plus complète des trois verres. Ceux-ci contiendront :

Premier verre : sécrétion uréthrale antérieure et postérieure.

Deuxième verre : urine de la vessie.

Troisième verre : résidu du bas-fond vésical.

Les deux premiers verres donnent les résultats signalés plus haut.

Si le liquide du troisième verre est nettement purulent, c'est bien la vessie qui est en cause. Mais est-ce elle qui a sécrété le pus ou l'a-t-elle reçu du rein ? C'est la question à éclaircir.

L'examen de la vessie (cystoscopie), la division des urines des deux reins, le cathéthérisme des urethères aideront le médecin à trancher la question.

Telles sont synthétiquement résumées les conditions d'examen et d'exploration d'un urinaire. Avec des connaissances générales de pathologie, d'étiologie et d'anatomie, elles permettront au praticien de se guider et de se diriger au travers de ces cas parfois fort embrouillés et difficiles de la clinique journalière.

MALADIES DE L'URÈTHRE

LES URÉTHRITES

URÉTHRITE BLENNORRHAGIQUE

Cela s'appelle dans le langage courant et vulgaire *La Chaudepisse*, ce qui veut dire que le malade éprouve en urinant une sensation d'ardente brûlure et de cuisante chaleur.

Il importe de bien différencier la blennorrhagie, la chaudepisse, les uréthrites banales, des échauffements simples.

La blennorrhagie et l'échauffement n'ont rien de commun.

L'échauffement est une inflammation de l'urèthre qui coule moins et de manière différente que dans la chaudepisse vraie. Il se calme en tout cas plus vite et disparaît au bout de quelques jours.

La blennorrhagie est une affection nettement microbienne, sûrement contagieuse et dont le microbe générateur s'appelle le *gonocoque*. Elle débute 24 ou 48 heures après le coït suspect par des picotements, des chatouillements à l'extrémité de la verge avec sensation légère de chaleur à l'urination. En pressant on peut faire sourdre entre les bords du méat une petite gouttelette, laiteuse, opaline, un peu filante. Et puis progressivement les choses s'enveniment; il y a douleur aiguë, cruelle surtout au moment de l'émission de l'urine; c'est la vraie *chaudepisse.*

L'écoulement devient purulent, jaune ou jaune verdâtre. Puis à cette période aiguë succède une période de déclin; la douleur diminue, l'écoulement devient moins opaque, moins purulent et le canal se sèche.

C'est là ce qui se passe ordinairement, mais ce n'est pas toujours aussi simple qu'on le croit d'arriver à la guérison.

La blennorrhagie est une affection sérieuse et qui ne doit pas être traitée en quantité négligeable, en bagatelle, en misère !

Elle est sous la dépendance d'une foule de causes et en particulier de causes constitutionnelles qui peuvent modifier la marche de l'inflammation. « Les sujets sanguins, écrit Diday, auront leur *chaudepisse* courte et forte; les scrofuleux, faible et longue; les arthritiques la verront s'éterniser (1). »

Lorsque la blennorrhagie devient chronique, elle s'appelle la *blennorrhée*, plus vulgairement appelée *goutte militaire* et ce n'est pas le plus beau de l'histoire des malades, car la blennorrhée est désespérante

(1) Voir notre livre, *Consultations pour les Arthritiques,* 1 franc *franco.*

à guérir. « Si je dois aller en enfer, Messieurs, disait Ricord, je sais le supplice qui m'attend: c'est de me voir entouré de blennorrhéens, m'obsédant de leurs lamentations, de leurs instances, de leur geste significatif pour obtenir guérison. » Ces réflexions humoristiques du vieux maître sont profondément justes.

Je dois à la vérité de dire que les malades deviennent blennorrhéens chroniques souvent par leur faute, par le traitement absurde et inutile qu'ils ont suivi, par les méthodes curatives dangereuses qu'ils ont employées. Il est bon de dire aussi qu'en dépit de tout, la constitution du sujet peut jouer un rôle considérable dans la chronicité, mais en fin de compte on peut arriver à un résultat si le malade veut être docile, patient, continent.

Voyons comment nous allons traiter ces affections.

D'abord un bon conseil à tous ceux qui me lisent! Si vous êtes malade, n'ayez pas de fausse honte, allez carrément et tout de suite trouver le médecin. Contez-lui votre affaire, exhibez vos pièces et remettez-vous entre ses mains. Il vous écoutera avec bonté parce qu'il connaît ces misères pour les avoir vues et souvent... pour les avoir eues. Il n'aura aucun mérite à être discret, il y est obligé de par la loi, ce qui peut rassurer les timorés, et de par sa conscience ce qui suffit à tout le monde.

Surtout n'allez pas lire dans un urinoir le nom d'un médecin célèbre qui vous promettra la guérison en trois jours. C'est à peu près comme s'il vous promettait la lune !

Surtout ne vous fiez pas à telles capsules émérites, à telle injection infaillible ! Vous auriez des mécomptes, et de graves.

Traitement abortif. — Voici donc le malade en état de blennorrhagie. Il se surveille, il a un tout petit picotement dans son urèthre, un peu de suintement; son méat n'est pas encore rouge, enflé, luisant. Ceci ne durera pas longtemps, et c'est pendant ce peu de temps qu'il faut tenter le *traitement abortif.*

D'abord peut-on faire avorter la chaudepisse ? Ici les auteurs ont des opinions diverses. Les uns affirment, les autres nient. Je crois bien qu'ils ont tous raison, car cela dépend du sujet, de son état, de sa constitution. Moi personnellement je dis volontiers : Essayez ! Si vous allez trouver un médecin dès l'apparition de la première gouttelette, il aura le droit, le devoir de tenter la guérison. Je l'ai fait, j'ai réussi quelquefois. Mais surtout ne tardez pas et présentez-vous vite.

On emploie pour ces cas les *injections de nitrate d'argent* au 1/100, au 1/30 ou au 1/20 suivant les circonstances, *dont seul le médecin est juge*, et on les laisse en contact pendant 5 à 6 minutes avec le canal de l'urèthre. Ne pisser que 20 minutes après. Deux heures après survient une douleur violente avec gonflement de l'urèthre et sécrétion épaisse et purulente; tout cela cessera au bout de deux jours, et quatre ou cinq jours après tout est fini.

D'autres médecins préfèrent *les lavages au perman-*

ganate de potasse. J'avoue que l'expérience me porte à préférer ce moyen spécial. Il est plus long, moins commode, plus dispendieux peut-être pour le malade. Mais je crois qu'il expose moins aux rétrécissements ou aux violentes inflammations.

Voici comment je procède :

Le 1er jour, au matin, lavage avec une solution de permanganate de potasse à 1 p. 500 dans l'*urèthre antérieur* en désinfectant segment par segment.

Le même jour, 10 à 12 heures après, lavage au 1/1.000 pour l'urèthre antérieur, au 1/2.000 pour l'urèthre postérieur.

Le 2e jour, premier lavage au 1/2.000 dans l'urèthre antérieur, à 1/2.000 dans l'urèthre antérieur et postérieur.

On continuera ainsi 3 ou 4 jours.

La technique employée est indispensable. Si l'on ne fait qu'un lavage par jour, l'effet sera mauvais ou nul.

Si on fait des lavages complets deux fois dans l'urèthre antérieur et dans le postérieur, on peut alors provoquer de l'inflammation.

Vers le 5e ou 6e jour on espacera les lavages de 18 ou de 24 heures avec une solution à 1 p. 2.000.

Et on fera ainsi une vingtaine de lavages.

On cherche alors à s'assurer si la guérison existe.

L'absence de gonocoque n'est pas toujours une démonstration évidente de la disparition de la chaude-pisse, et il ne faut pas s'y fier.

Tout d'abord on regardera l'urine. Si le premier verre d'urine est clair, c'est un bon signe; s'il est trouble il faut se méfier.

On conseillera au malade de ne rien faire pendant une huitaine. Puis, au bout de ce temps on lui conseillera une épreuve d'irritation, c'est-à-dire, de boire de la bière, du champagne pour voir si l'écoulement va revenir. Il est des sujets chez lesquels l'état gastrique se refuse à cette expérience ; dans ce cas on pourra conseiller une injection au nitrate d'argent à 1 p. 2.000 qui provoquera l'écoulement ; on examinera alors cet écoulement au point de vue gonococcique.

Si cette épreuve a réussi il y aura lieu de faire l'épreuve du coït dans de certaines conditions, avec un condom, bien entendu, et voir si l'écoulement revient et quel il est.

Traitement général. — Le traitement abortif a échoué. Nous sommes en période aiguë.

Laissons couler les fleuves de la chaudepisse pendant 8, 10, 12, 15 jours suivant les cas et pendant ce temps voici ce qu'on fera :

S'interdire tout rapport sexuel.

S'interdire les exercices violents, les boissons alcooliques, les apéritifs, le vin pur, la bière, le café fort, les mets épicés ou acides.

Avoir une existence des plus réglées; se coucher de bonne heure et éviter un lit trop mou ou trop douillet parce que cela provoque des érections et que celles-ci très douloureuses, sont horriblement pénibles pour le blennorrhagien.

Ne pas porter les mains aux yeux (L'ophtalmie blennorrhagique est atrocement douloureuse et très dangereuse).

Porter un suspensoir. — Prendre un grand bain tiède tous les deux jours environ.

Eviter la constipation ; entretenir la liberté du ventre.

Au début de la *chaudepisse*, outre les conseils précédents qu'il faut suivre à la lettre, on devra laisser couler, au besoin faire couler. Pour cela on se servira de ce vieux et bon remède qui s'appelle la tisane. Vous prendrez celle que vous voudrez, orge, réglisse, chiendent, graine de lin, stigmates de maïs, racines de fraisier. Faites-en un litre et ajoutez dedans un des paquets suivants:

Bicarbonate de soude	4 gr.
Borate de soude	āā 1 gr.
Salicylate de soude	
Salol	

et quatre cuillerées à soupe de *Sylvanine Dupin.*

Sucrez au sirop de guimauve.

Suivant les cas on emploiera le nitrate de potasse, le benzoate de soude, etc., etc...

A mon avis, le blennorrhagien aigu devra boire abondamment; si ce litre de tisane médicamenteuse ne lui suffit pas, il en boira davantage sans mettre aucune drogue dedans, ou bien il prendra de l'eau de Vichy, de Vals, de la limonade au citron.

Qu'il se rappelle bien que tout cet ensemble devra être continué jusqu'à ce que l'écoulement de vert soit devenu jaune clair, que la douleur ait disparu, que les érections aient cessé. Là encore c'est au médecin qu'il devra demander le critérium nécessaire. Car c'est à ce moment précis qu'il faudra commencer une autre médication, la médication par les *balsamiques.*

« Mais il faut que celle-ci soit appliquée à son heure, dit le professeur Fournier. Le secret de la guérison réside dans ce dernier point. Il faut donner les balsamiques à temps, ni trop tard, ni surtout trop tôt. » Ceci est profondément juste, rigoureusement vrai, que les malades ne l'oublient pas.

Il est d'excellents balsamiques, la térébenthine, le santal, le kawa. Je donne la préférence au suc de pin maritime, et je prescris une préparation que je considère comme supérieure à toutes, la *Sylvanine Dupin*, soit en capsules, soit en liquide.

Toutefois alcalins, balsamiques ne sauraient suffire. Et à la 3e période, après les alcalins et les balsamiques, et en même temps qu'eux, il faut faire des lavages de l'urèthre.

On fera un lavage au permanganate de potasse à 1 p. 4.000 par 24 heures de l'urèthre antérieur et postérieur. S'il y a des difficultés pour forcer le passage et si le sphincter résiste, ne pas forcer.

Dès qu'on pourra pénétrer, faire des lavages de l'urèthre antérieur à 1 p. 1.000, dans l'urèthre postérieur à 0,50 pour 1.000. Dix à quinze lavages suffiront. Ces lavages seront faits avec des solutions chaudes (38 à 40°), et le malade étant couché autant que possible. Ne pas faire de lavages debout.

Technique du lavage de l'urèthre sans sonde.

Les lavages de l'urèthre ont pris une importance considérable et justifiée dans le traitement des uréthrites.

Aussi est-il nécessaire de bien savoir la technique de ces lavages, que ce soit le médecin qui les pratique, ou qu'on les confie au malade. Mais je crois bon d'ajouter que dans ce dernier cas, le lavage est toujours mal fait ou insuffisamment exécuté, et cela se conçoit avec les manœuvres nécessitées par l'opération.

L'instrumentation est tout ce qu'il y a de plus simple. Un bock, c'est-à-dire un récipient en tôle émaillée ou en verre, un tube de caoutchouc avec un robinet ou un fermoir, et une canule dite de Janet (voir figure ci-contre) ; ou bien une seringue avec un embout d'ébonite ou de porcelaine que l'on tiendra à la main, ou bien un siphon laveur (voir fig. 1) qui s'adaptera à tous les récipients voulus.

La technique elle-même est parfaitement décrite par le Dr Chevalier, et nous reproduisons le passage de son livre où il expose la manière de procéder (1).

« Le malade est couché sur le lit, pantalon baissé très bas, chemise relevée, et la cuvette du bidet entre ses jambes. Vous pouvez quelquefois lui faire faire le lavage à cheval sur le bidet, assis sur le bord d'une

(1) CHEVALIER, *Chirurgie des voies urinaires.*

chaise, ou debout : mais la position couchée est préférable, surtout dans les premiers lavages, qui provo-

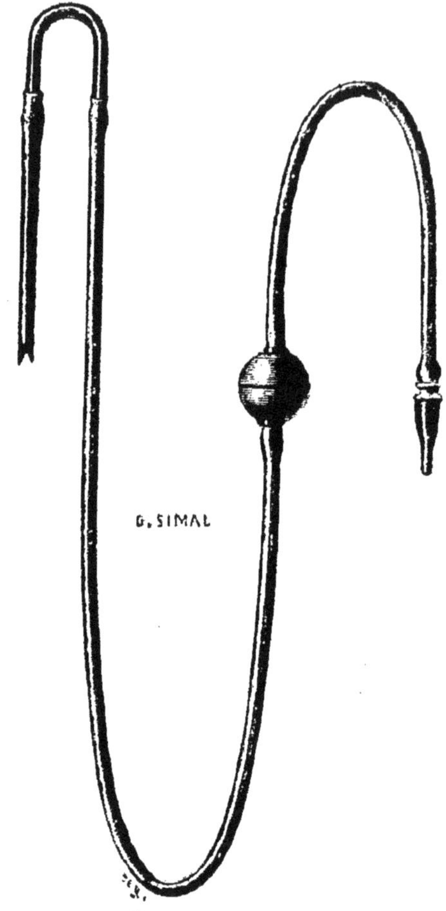

Fig. 1.

Siphon laveur

quent quelquefois la syncope par appréhension. Faites-le uriner avant de commencer.

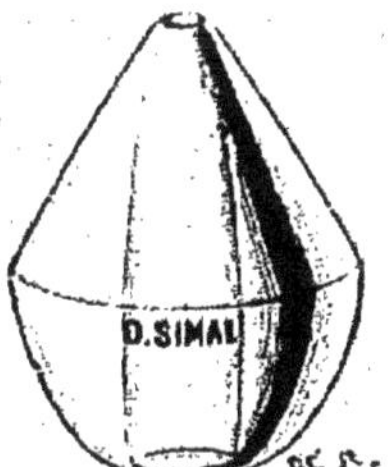

Olive se montant sur les seringues pour les lavages uréthraux.

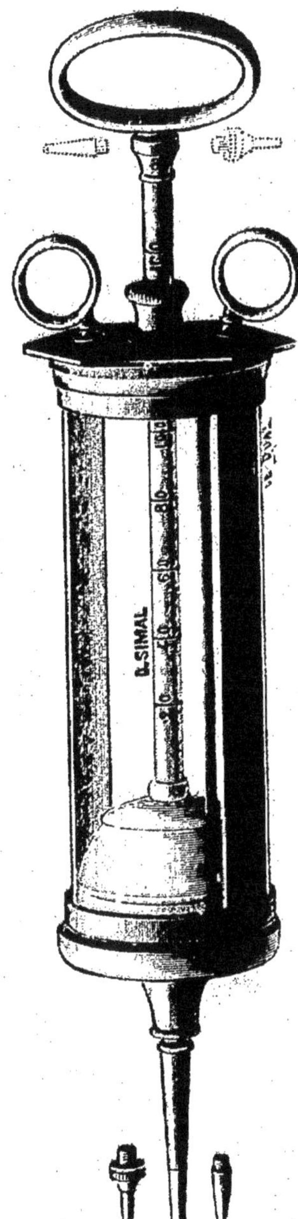

Fig. 2.
Seringue pour les lavages uréthraux et vésicaux.

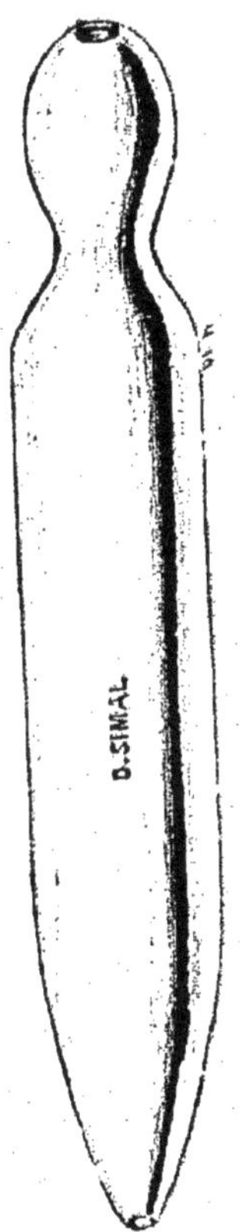

Fig. 3.
Canule de Janet pour le lavage de l'urèthre sans sonde.

Pour les premiers lavages, injectez dans l'urèthre 10 centimètres cubes de solution de cocaïne à 1/400.

Avant le lavage, lavez soigneusement le gland et le prépuce, prenez le tube de caoutchouc entre l'index et le pouce droits, assurez-vous d'un index d'air dans la canule.

Enfoncez et retirez alternativement la canule sur le méat, pour laver à coups successifs l'urèthre, qui se distend et s'évacue alternativement ; faites passer un demi-litre de cette façon.

Engagez le malade à ne pas se contracter, à respirer librement et à pousser un peu comme pour uriner ; fixez alors la canule au méat : pour cela, saisissez la couronne du gland, de la main gauche (pouce et deux premiers doigts) ; repoussez le gland sur le bec de la canule, pour former un bourrelet qui vous donne une adaptation hermétique ; en écartant légèrement le pouce et l'index droits, qui tiennent le tube de caoutchouc laissez passer lentement le liquide qui pénètre dans l'urèthre. Votre main gauche, qui tient la couronne du gland, sent bientôt la plénitude de l'urèthre et l'arrêt du liquide ; serrez la main droite pour arrêter l'écoulement dans le tube ; engagez le malade à se relâcher et à pousser comme pour uriner ; bientôt vous sentez que le liquide pénètre dans la vessie ; votre main droite laissera à ce moment passer lentement du liquide, selon les indications de l'index d'air. A chaque spasme de la portion membraneuse, suspendez l'écoulement, pour le reprendre ensuite.

Quand le malade a envie d'uriner, priez-le d'uriner

couché, si vous devez continuer ; debout, si c'est fini pour la séance.

Répéter le lavage, jusqu'à épuisement du demi-litre de solution qui restait ; mais si la vessie avait pu recevoir en une fois de 150 à 300 grammes de liquide, bornez-vous-en là.

Le lavage fini, obturez le méat avec un peu de ouate et recommandez au malade de n'uriner qu'environ deux heures après, et, pour le lavage ultérieur, de garder un peu d'urine afin de pouvoir uriner avant.

Ces lavages sont incontestablement supérieurs aux injections, ce n'est pas douteux.

Mais ce n'est pas non plus toujours chose facile, pour le malade, de se soigner avec une pareille méthode et avec autant de ponctualité. C'est pourquoi l'injection ne doit pas être bannie de la thérapeutique de la chaudepisse, comme le voudraient certains auteurs. Le tout est de savoir la faire, et nous allons dire comment la faire.

Technique des injections.

Tous les blennorrhagiens parlent d'injections; mais la proportion de ceux qui savent se les donner est absolument infime : or une injection mal donnée est inutile ou nuisible. Il y a donc lieu de les instruire et de leur donner, comme l'écrit Diday, une leçon. Je vais la leur donner, en leur citant le maître lyonnais. Après avoir dûment asepsié les instruments ainsi que les parties sur lesquelles on opère, le liquide est introduit comme suit : « Ayant choisi une seringue en verre à bec un peu long dont le piston soit assez bien garni pour pouvoir aspirer le liquide, vous prenez entre les trois premiers doigts de la main droite l'instrument à moitié rempli de la solution à injecter, vous en introduisez le bec à 10 millimètres de profondeur, dans l'urèthre, la verge étant élevée. Quant à la main gauche, tandis que le médius et l'annulaire maintiennent exactement le prépuce en arrière du gland, les bouts du pouce et de l'index tirent les parois de l'urèthre de côté (de droite à gauche) de façon à coiffer exactement le bec de la seringue, si bien qu'il ne subsiste entre l'instrument et la face interne du canal aucun intervalle par où le liquide, au moment où il est injecté, puisse s'échapper et sortir.

Tout étant ainsi préparé, vous poussez le piston avec une vitesse telle que la demi-seringuée passe dans l'urèthre en trois secondes. Puis d'un prompt mouvement bien combiné des deux mains, pendant que de la droite vous retirez l'instrument du canal, des deux doigts de la gauche vous fermez l'ouverture du canal, le méat.

Mais comme ces doigts qui pressent l'urèthre rapprochent ses parois dans une étendue d'un centimètre et demi, par conséquent empêchent le liquide de les toucher dans cet espace, et comme cet espace, le premier qui a été envahi par la maladie, est justement celui qu'il importe le plus de modifier par un contact suffisamment direct et prolongé de l'injection, *il faut alors ne tenir le canal fermé qu'avec* la pulpe de l'indicateur appliqué sur son orifice.

Il faut alors attendre une minute, les choses étant

dans cette situation; puis vous refoulez le liquide d'avant en arrière, en pressant la verge entre les deux doigts de la main droite, puis entre les deux doigts de la main gauche, alternativement et successivement portés les uns dessus les autres, depuis le méat, jusqu'au devant des bourses, par un mouvement analogue à celui d'un homme qui monte une échelle en en saisissant alternativement de chaque main les échelons l'un après l'autre.

Je tiens cette manière de faire pour excellente dans la totalité des cas; s'il y a des modifications de détail à apporter, des recommandations spéciales à faire, le médecin est là et cela suffit pour que tout soit mis au point.

Traitement Électrothérapique des Uréthrites.

J'ai tenu à exposer complètement les moyens thérapeutiques employés dans les uréthrites en général et dans les uréthrites blennorrhagiques en particulier.

Mais je suis de ceux qui pensent que les agents physiques et naturels utilisés pour le traitement des maladies, lorsque le fait est possible, lorsque la situation et les occupations du sujet le permettent doivent avoir le pas sur tous les autres moyens.

Et, dans ces conditions, voici ma manière de faire.

Dans toutes les uréthrites, il y a un symptôme qui prédomine, angoissant, pénible, c'est la *douleur*.

L'électricité donne ici de très heureux résultats. On place le malade sur le tabouret isolant de la machine statique et on le plonge ainsi dans ce que l'on appelle un *bain électrique statique*. A l'aide du balai électrique ou d'un simple balai de chiendent qu'on applique à quelque distance de la verge relevée et tenue à la main, on fait sur la région le *vent statique* qui donne une sensation de fraicheur extrêmement agréable ; on laisse le malade 20 à 30 minutes, plus s'il est besoin, dans ce bain reposant et calmant. Il sort de là en excellent état à tous égards; l'électricité a calmé son système nerveux et diminué ou fait disparaître sa douleur.

Si celle-ci est intense et se renouvelle, on peut en outre lui faire des courants continus, le pôle positif étant placé sur la région douloureuse, le négatif représenté par une plaque recouverte d'une peau de chamois en pôle perdu, un peu au-dessous. Avec ce moyen, écrit Foveau de Courmelles, le calme produit est souvent supérieur à celui de la morphine. Et c'est bien aussi mon avis.

S'agit-il maintenant de tarir l'écoulement ? Au lieu des lavages, des injections, employons le procédé électrolytique.

L'inflammation est telle et la douleur au contact est encore si vive qu'il est impossible de songer à appliquer un médicament. L'urèthre se contracte et entre en spasme. Il faut calmer le spasme douloureux. Pour cela je fais une solution de chlorhydrate de cocaïne et de bromhydrate d'hyoscyamine et j'imbibe de cette solution l'électrode positive que je place sur la région douloureuse, le pôle négatif étant placé en pôle perdu. Le courant passe avec une intensité de 10 à 25 milliampères, et après quelques minutes, on s'assure que la douleur a disparu.

Alors on applique le pôle positif à un tube contenant une solution de nitrate d'argent au 1/30, au 1/50, au 1/100, plus ou moins suivant les cas, fermé par de l'ouate hydrophile et appliqué sur la lésion qui se trahit par une sensation de douleur que n'accuse pas le voisinage ; le pôle négatif au périnée ou sur la cuisse. On donne un courant de 10 à 15 milliampères pendant 5 minutes au maximum. Tous les deux jours, courant bien continu. Les résultats sont prompts. Quand on approche de la guérison on constate à la sortie du tube un abondant précipité blanc caillebotté de chlorure d'argent.

Lorsque l'on a diagnostiqué le point altéré, on peut faire dans certains cas agir un tube de radium à la radioactivité de 10.000 (Foveau de Courmelles).

Lorsque ces procédés peuvent être appliqués convenablement, méthodiquement et avec esprit de suite, la douleur et l'écoulement disparaissent pour ne plus revenir.

URÉTHRITE BLENNORRHAGIQUE CHRONIQUE

LA BLENNORRHÉE

C'est là une affection plutôt longue et ennuyeuse. Mais je voudrais au moins que les malades sachent bien qu'il dépend d'eux très souvent de ne pas être blennorrhéens; il suffit de se soigner sagement, scientifiquement, sans vouloir galoper après la guérison qui se dérobe quand on essaye de la violenter. Du calme, de l'esprit de suite, de la persévérance, voilà ce qui importe.

Est-ce donc que ce soit toujours la faute du malade? Non certes. Cela dépend souvent de sa constitution, de son tempérament propre.

C'est pourquoi, chez un blennorrhéen chronique, le traitement général et constitutionnel joue un rôle immense. A ce lymphatique conviendra l'huile de foie de morue ou les glycéro-phosphates, à ce nerveux les bromures ou la belladone, à cet anémique les toniques ferrugineux, à cet arthritique les lithinés, à ce syphilitique la médication spécifique, etc., etc. Cela paraît de la médication lointaine. Pas du tout, c'est de la médication de cause, et c'est souvent, c'est toujours la meilleure.

Les erreurs et les fautes de traitement constituent aussi une cause fréquente de blennorrhée; le malade veut se guérir à tout prix; il avale à tort et à travers tous les médicaments qu'on lui indique, il s'injecte tous les liquides qu'on lui recommande et il ne se doute pas qu'il devient ainsi l'artisan de son propre malheur.

Ajoutez à cela les fautes d'hygiène, veilles, festins, mets épicés, boissons alcooliques, vin pur, bière, masturbation, reprise hâtive du coït, danse, sports excessifs, toutes causes participant et créant la chronicité de la blennorrhagie.

Les uréthrites sont caractérisées par un écoulement peu abondant, sorte de suintement apparaissant le matin qui parfois se contente de coller et d'agglutiner le méat, d'autres fois tache le linge après être sorti de l'urèthre. Les taches ainsi formées sont à bords tranchés, irréguliers et festonnés.

Avec les taches se montrent les filaments que l'on trouve dans le premier jet d'urine.

Filaments et suintements inquiètent à bon droit les malades et c'est surtout pour cela qu'ils viennent trouver le médecin.

Le premier devoir de celui-ci sera d'examiner au microscope ces taches et ces filaments et d'y rechercher le gonocoque.

Ceci fait, instituer le traitement général et local.

A ce sujet un mot et des plus importants. Je tiens à dire que tous les hommes blennorrhéens, atteints de goutte militaire, sont contagieux. Ces gens-là contaminent la femme avec laquelle ils ont rapport. Combien de fois n'ai-je pas vu venir dans mon cabinet de vieux blennorrhagiques que je revoyais après de longues absences pour me dire : « Docteur, je viens vous revoir. J'ai bien encore un petit écoulement, mais ce n'est rien; une goutte le matin et puis je ne souffre pas.

Mais je voudrais bien être débarrassé, vous comprenez, pour me marier. » Leur stupéfaction est profonde quand je leur réponds qu'ils vont commettre là un acte criminel et dangereux. Je leur déclare que cette blennorrhée est encore contagieuse, qu'ils vont sûrement contaminer leur femme.

Je leur explique que nombre de métrites chez la femme n'ont pas d'autre cause. Or la métrite blennorrhagique peut entraîner avec elle une inflammation de toute la région, vagin, utérus, trompes, ovaires, cela peut être la cause de la stérilité de leur ménage, ou chose plus grave, la cause d'une opération dangereuse pour leur femme qui peut y laisser sa vie. Car, en vérité, on peut affirmer que 80 0/0 des opérations nécessaires sur les organes féminins sont dus au gonocoque.

Les observations faites, le traitement général institué, on fera le traitement local, indispensable en la circonstance et nécessaire de toute façon.

S'il y a beaucoup de filaments, on fera des *instillations* de nitrate d'argent à 2 p. 1.000 dans l'urèthre antérieur, à 1 p. 1.000 dans l'urèthre postérieur et la vessie. On peut employer aussi le sulfate de cuivre à 1 pour 1.000.

S'il y a beaucoup de filaments on fera des *instillations* avec une solution de nitrate d'argent à 1 0/0 dans l'urèthre antérieur et postérieur. Je donne souvent la préférence au protargol en solution dont je porte le titre à 10 pour 1.000.

L'instillation uréthrale, procédé imaginé par Guyon

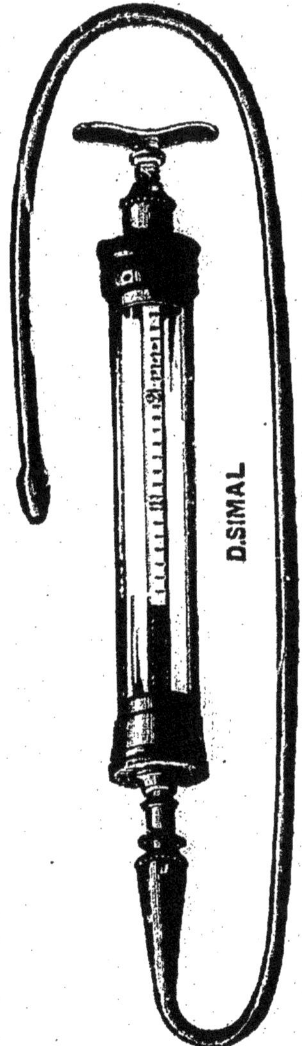

Fig. 4.

Seringue à instillation munie de son instillateur.

en 1867, a pour but de verser goutte à goutte dans un point déterminé du canal une solution médicamenteuse active.

Avant de faire l'instillation, on fera d'abord uriner le malade et on nettoiera convenablement son urèthre. Puis on introduit le tube à instillation dans l'embouchure extérieure à laquelle s'adapte la seringue à instillation munie d'un curseur. Ceci fait, on fait tourner le piston d'un demi-tour de vis chaque fois.

Chacun de ces demi-tours verse une goutte de liquide dans l'urèthre. On laisse tomber 15 à 20 gouttes en arrière de la portion, dite membraneuse de l'urèthre, 4 à 5 gouttes dans cette même portion membraneuse, et si on le désire continuer, en se retirant, d'instiller quelques gouttes dans l'urèthre antérieur.

Le *lavage de l'urèthre*, se fait comme nous l'avons indiqué plus haut pour la blennorrhagie (voir p. 21).

Nous renvoyons de même pour la technique du traitement électrique à ce que nous avons exposé plus haut (voir p. 27).

Les diverses Uréthrites.

Il y a à côté de la blennorrhagie d'autres causes d'uréthrites, mais celles-ci sont infiniment plus rares que les uréthrites blennorrhagiques.

Leurs symptômes dominant c'est l'écoulement lautôt peu abondant, tantôt purulent, épais, jaune, verdâtre même comme dans l'uréthrite blennorrhagique. Le traitement sera surtout constitutionnel et causal et tout en usant des mêmes procédés locaux (lavages, instillations), on y procédera avec plus de circonspection et de douceur que dans les uréthrites blennorrhagiques, et les médications employées seront moins énergiques.

C'est ainsi qu'on fera des lavages légers avec 5 centigr. de sublimé par litre d'eau ou 50 centigr. d'oxycyanure de mercure.

Le traitement calmant par l'électrothérapie est ici très indiqué. (Voir page 27.)

LES RÉTRÉCISSEMENTS DE L'URÉTHRE

DEFINITION. — Sous la dénomination de rétrécissements on doit entendre toute diminution acquise, permanente ou progressive du calibre de l'uréthre déterminée par la production dans l'épaisseur de ses parois d'un tissu pathologique d'origine inflammatoire, traumatique ou ulcérative. Telle est la définition très claire, très précise que donne Pousson des rétrécissements uréthraux. En même temps que la définition de la lésion, cette phrase évoque les causes mêmes de la maladie.

CAUSES DES RETRECISSEMENTS. — Quand on diagnostique un rétrécissement, il faut d'abord penser à la *blennorrhagie, chaudepisse;* c'est le *rétrécissement d'origine inflammatoire.*

Toutes les inflammations de l'uréthre (uréthrites) peuvent amener aussi un rétrécissement, mais la blennorrhagie a une place de faveur en l'espèce. Aussi bien les sujets atteints de chaudepisse mal soignée et passée à l'état chronique peuvent s'attendre un jour ou l'autre à devenir des rétrécis. C'est trois, quatre, cinq, dix, quinze ans après et même plus que la maladie est constatable. Elle s'installe insidieusement, lentement, mais sûrement.

Le *rétrécissement traumatique* provient de plaies et de déchirures, de ruptures de l'uréthre. Une chute à cheval sur une chaise, des fragments de calcul cheminant dans l'urèthre, des fausses routes, des éraillures provenant de sondages mal faits, les faux pas du coït dans le cas de copulation brutale, ou les désordres provoqués par une érection rapide et forte sont des causes de rupture de l'urèthre, et de rétrécissements consécutifs. De même aussi la méthode idiote et dangereuse, heureusement abandonnée, qui consistait à rompre la corde d'une chaudepisse cordée. Ajoutons enfin les excès de masturbation, les excès de coït, et les cautérisations intempestives, excessives ou inconsidérées au nitrate d'argent ou avec d'autres caustiques. Les lavages uréthraux faits sans indication et sans méthode peuvent amener les mêmes troubles; car si des lavages bien faits évitent le rétrécissement, des lavages mal faits le provoquent ; ceci est un point à retenir.

Les *rétrécissements ulcératifs* sont très rares. On a incriminé la syphilis, le chancre simple, comme aussi la tuberculose uréthrale. C'est possible et c'est même exact, mais encore une fois c'est très peu fréquent.

SYMPTOMES DES RETRECISSEMENTS. — A moins que le rétrécissement ne soit traumatique, il s'installe toujours lentement, et pendant cette période on ne note aucun symptôme bien précis ; à peine quelques troubles dans l'urination, peut-être quelques douleurs, et un léger écoulement uréthral, celui de la goutte militaire.

Quand la maladie se confirme, ce sont d'abord les troubles de l'urination qu'on note les premiers. Le jet est déformé, en vrille, en tire-bouchon, en fourche ; ces signes frappent et effraient les malades.

Le besoin d'uriner est fréquent et se reproduit surtout la nuit.

Le malade sent qu'il ne vide pas bien sa vessie, le jet d'urine devient moins fort, moins ample. Quelquefois le jet se divise en deux, une partie suit la direction ordinaire, l'autre tombe entre les jambes du malade : « Le rétréci pisse sur ses bottes ».

Ou bien le sujet est long à uriner, et parfois après avoir terminé, il sent des gouttes d'urine mouiller ses vêtements.

Les douleurs ne sont pas toujours très accentuées et elles se bornent parfois à un peu de pesanteur du périnée. Ou bien elles se manifestent par des troubles de l'appareil génital, d'abord pendant l'érection, pendant le coït ou au moment de l'éjaculation qui peut être diminuée, difficile ou impossible.

Un malade qui présente ces signes spéciaux est un rétréci, et il doit faire explorer son canal.

Sans cela une belle nuit, après s'être couché avec un peu de gêne du côté de la vessie, il appellera le médecin en toute hâte et lui demandera de le délivrer d'un besoin pressant d'uriner, besoin qu'il ne peut pas satisfaire. Il est inquiet, angoissé, et souffre atrocement au bas-ventre.

Le médecin essaie de sonder; aucune sonde ne passe et la terreur du malade s'augmente et s'aggrave.

Ici il faut au malade de la patience, au médecin de la douceur et de la patience.

On essaie d'introduire une sonde. Si on ne le peut

pas, n'insistons pas. Le médecin fera une ponction directement dans la vessie pour la vider, malgré tout.

La ponction de la vessie est loin d'être toujours indispensable ; elle doit même être l'exception, en tous cas elle est toujours inoffensive. Mais il faut donner libre cours à l'urine.

De cette façon il calmera la douleur, il laissera reposer l'urèthre qui est extrêmement sensible, et une fois le canal bien reposé, il reprendra l'examen et l'exploration du canal.

— Alors, par tâtonnements très doux, avec des bougies filiformes, étroites ou tortillées ou en forme de baïonnette, on explore, et avec de la patience et de l'habitude on passe.

On peut encore introduire une sonde à bout coupé (voir plus loin page 61) qui dilate l'entonnoir précédant le rétrécissement, et cette dilatation facilite souvent l'introduction de la bougie filiforme qui peut ainsi mieux trouver l'orifice.

Quand la bougie filiforme a passé et qu'on la sent dans la vessie, il faut bien se garder de la retirer avant 24 ou 48 heures, même quatre jours. On la fixe bien et on la laisse. Ceci s'appelle la *bougie à demeure*.

Il est merveilleux alors de voir le travail qui s'opère. La présence de cette bougie seule facilite la dilatation du rétrécissement, et le malade sent son urine qui filtre et s'épanche entre la bougie et les parois du canal. Il est même bon de faire boire abondamment le sujet, car l'urine fait mécaniquement de la dilatation en passant fréquemment.

Une bonne recommandation sera de faire prendre

au sujet des bains prolongés et tièdes qui décongestionnent les organes et facilitent l'émission des urines.

Quand on retire la bougie on est tout surpris de voir que là où passait à peine une bougie grosse comme une aiguille, on peut passer une sonde grosse comme un petit porte-plume.

Le danger est conjuré. Est-ce pour longtemps? Ni pour longtemps, ni pour toujours !

A ce moment commence le traitement efficace et préventif du rétrécissement et de ses retours offensifs.

Quelle sera la méthode de choix ?

Sera-ce l'opération, l'uréthrotomie, la section du rétrécissement ?... Non. Tant qu'il y a chance de l'éviter le médecin doit reculer et ne doit pas faire l'opération. La chirurgie violente et radicale ne doit être qu'exceptionnelle; c'est du moins mon avis.

La Dilatation.

La méthode a employer, c'est la *dilatation*.

La dilatation doit être lente et progressive. Elle exerce une action dynamique et elle assouplit les parois uréthrales.

On fera la dilatation soit avec des bougies en gomme de forme conique et olivaire, soit avec des bougies métalliques dites Béniqué. Celles-ci devront être munies d'une bougie conductrice en gomme munie d'un pas de vis à leur extrémité, et vissée au bout du Béniqué.

Le procédé de la dilatation est très simple. On commence par une bougie de numéro faible et dans la même séance on passe trois bougies de numéros croissants.

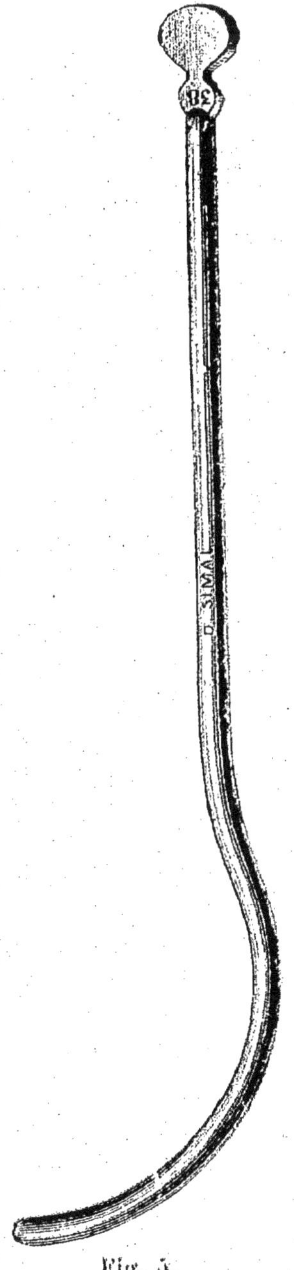

Fig. 5.
Bougie Béniqué sans bougie conductrice.

Deux ou trois jours après on recommence en ayant soin d'introduire d'abord le dernier numéro de la précédente séance et ainsi de suite jusqu'à ce qu'on arrive à passer un numéro 50 Béniqué ce qui correspond au numéro 30 de la filière de Charrière.

« Pour se mettre en garde contre les récidives, écrit Pousson, il faut que ces grosses bougies passent aisément et qu'on ait la sensation d'un canal parfaitement assoupli. Il faut ensuite passer les numéros 26 à 28 tous les quinze jours, pendant deux mois, tous les mois pendant trois mois, tous les trois mois pendant un an, enfin au moins deux fois par an pendant toute la vie. »

Malgré tous les efforts faits cependant, la vessie lutte, elle s'affaiblit et devient insuffisante à sa fonction. Alors il faut opérer, il faut faire l'uréthrotomie.

Ou bien le rétrécissement est d'une dureté excessive et la dilatation est impossible. Il faut encore opérer. Toutefois sur 100 rétrécissements, 90 sont dilatables. Le malade doit le savoir et le médecin doit le prévenir afin de calmer ses impatiences. Opérer quand il y a urgence absolue telle doit être notre règle de conduite.

Ou bien encore on essaye de dilater. Mais il se fait de l'infection urineuse, il y a de la fièvre et menace d'intoxication. Là encore il faut opérer, et même d'urgence.

A quelle opération allons-nous nous résoudre ? Uréthrotomie par le couteau de Maisonneuve ? Ou bien uréthrotomie par électrolyse circulaire ou linéaire ? C'est ce que nous allons étudier.

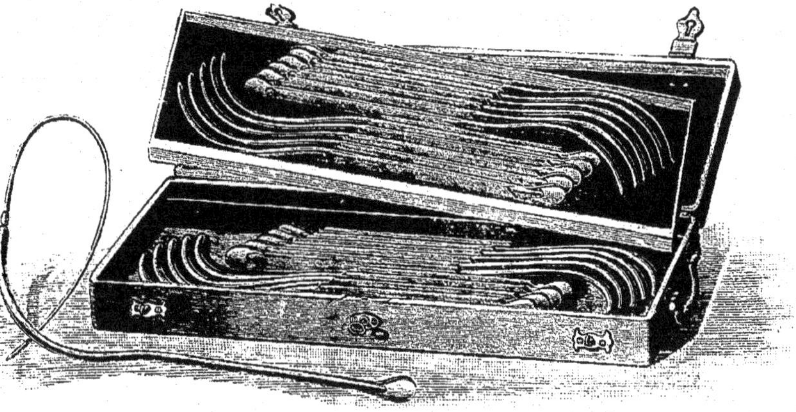

Fig. 6.

Bougies Béniqué en série numérotée à la filière. L'une d'elles, isolée, est munie de sa bougie conductrice.

Traitement opératoire des Rétrécissements de l'urèthre.

Un rétrécissement de l'urèthre est infranchissable, indilatable : il y a menace de rétention d'urine totale avec infection ou intoxication, et terminaison grave. Dans ce cas il n'y a pas à hésiter. Il faut que le malade puisse vider sa vessie, et il faut frayer la route à l'urine.

Que faire ? — Opérer. — Il n'y a pas d'autre issue. Va-t-on ouvrir le canal par l'extérieur, c'est-à-dire aller au travers des parois uréthrales donner issue à l'urine. Va-t-on faire l'**uréthrotomie externe?** Cette méthode doit être la dernière employée. Elle ne se justifie que dans le cas de rétrécissements chez les cicatriciels, rétrécissements par ruptures, ou bien compliqués de fistules ou de noyaux indurés, ou enfin quand ils sont absolument infranchissables. C'est fort heureusement l'exception.

L'**uréthrotomie interne** était l'opération la plus fréquemment employée.

Pour la faire, on pénètre dans le canal, on arrive avec la lame de l'uréthrotome jusqu'au rétrécissement. On coupe et on franchit l'obstacle ou les obstacles s'il y en a plusieurs, ce qui est le cas le plus fréquent.

C'est le grand chirurgien Maisonneuve qui a généralisé cette opération grâce à l'instrument qu'il a in-

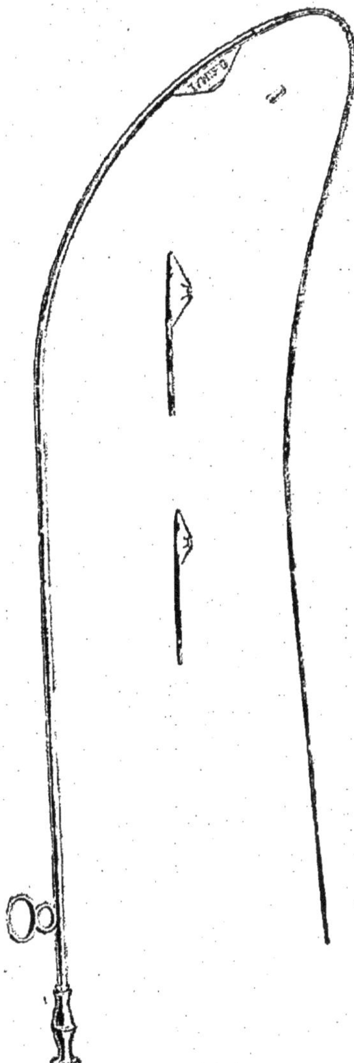

Fig. 7.

Uréthrotome de Maisonneuve.

venté et qui porte son nom *(Uréthrotome de Maisonneuve)*. C'est en somme une lame tranchante en forme d'accent circonflexe dont l'arête supérieure est arrondie et qui sectionne net la stricture uréthrale.

Je ne décrirai pas ici l'opération très simple en soi et qui, bien entendu ne peut être faite que par une main experte. Maisonneuve l'a généralisée et en a fait la méthode de choix, presque exclusive, de la chirurgie sanglante.

Cette opération a été fort admirée, et aussi fort discutée. On la disait dangereuse. Les critiques avaient le don d'irriter Maisonneuve dont le moindre défaut était l'aménité du caractère. Il défendit son opération et son instrument avec une énergie qui n'excluait pas la violence. On raconte que pour démontrer le peu de gravité de cette intervention, il lui arriva parfois de réunir ensemble plusieurs rétrécis, et de leur passer la lame tranchante enrayée avec soin dans la cannelure du conducteur. Les élèves tenaient l'instrument en position chirurgicale, et à un signal donné par trois coups frappés dans les mains, le malade poussait au troisième coup nettement la lame dans son canal. Gare à celui qui ratait le mouvement !

Je ne sais pas si l'histoire est vraie. En tout cas son originalité cadre assez avec les allures un peu brusques de Maisonneuve. La section faite, le pansement était fait par les aides.

Ceci ne prouverait pas grand'chose en fin de compte, et personne ne songe à nier que l'uréthrotomie interne, pour bénigne qu'elle puisse être souvent, n'est pas sans danger, comme toute opération d'ailleurs.

Cette opération a encore aujourd'hui les faveurs officielles, et certains chirurgiens l'adoptent à l'exclusion de toute autre.

Mon avis est qu'elle a des indications quand le rétrécissement est dur et inattaquable par d'autres procédés non sanglants, mais on ne saurait admettre qu'elle restât l'unique, l'absolue, l'exclusive méthode opératoire.

Je crois au contraire qu'elle ne doit être qu'exceptionnelle et réservée aux strictures à consistance de bois et sur lesquelles aucun autre moyen ne peut agir.

Ces procédés sont les procédés dits *électrolytiques*.

Traitement électrothérapique des Rétrécissements de l'Urèthre.

Il existe plusieurs procédés de traitement électrique des rétrécissements de l'urèthre, le procédé de l'électrolyse linéaire et le procédé de l'électrolyse circulaire.

L'Électrolyse linéaire.

L'électrolyse linéaire pratiquée pour la première fois par Jardin, est une méthode extrêmement rapide ; quelques secondes suffisent pour sectionner le rétrécissement le plus étroit avec la lame de l'électrolyseur.

Voici représenté l'électrolyseur linéaire dont on se sert pour ce genre d'opération.

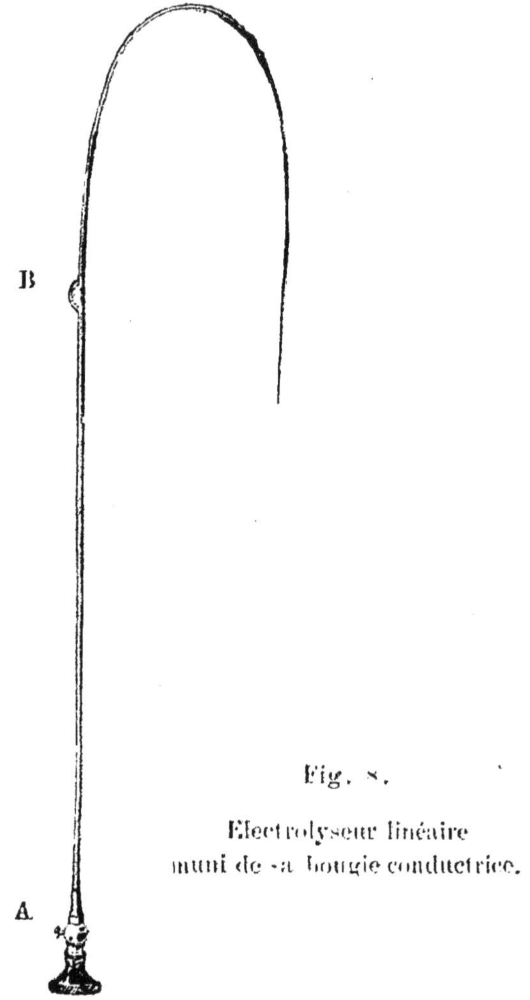

Fig. 8.

Electrolyseur linéaire
muni de sa bougie conductrice.

La partie saillante est en platine : ce n'est pas une partie tranchante, mais bien une partie mousse. L'électrolyseur ne coupe pas.

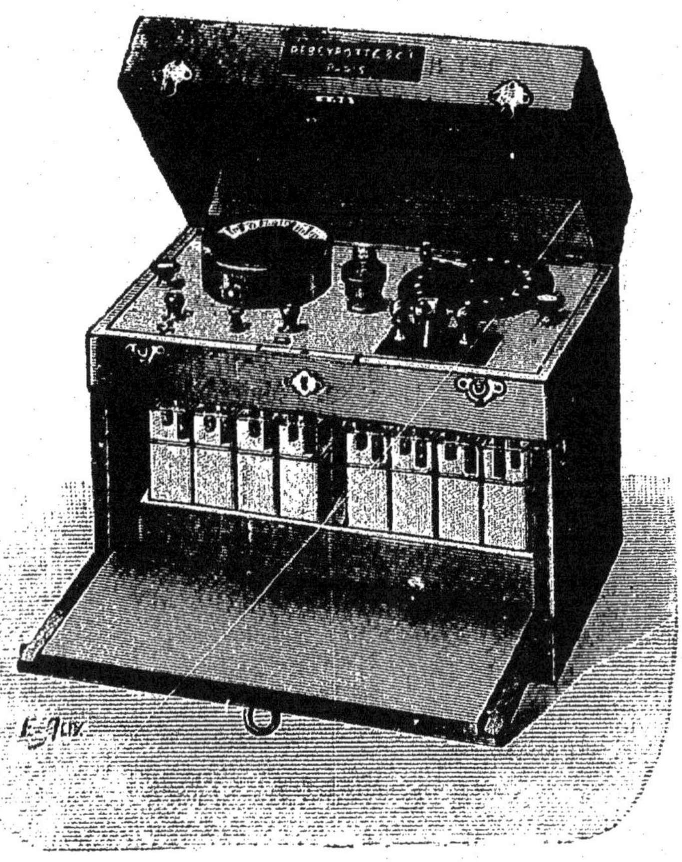

Fig. 9.

Boite électrique portative pour l'Électrolyse.

L'électrolyse agit en dissociant chimiquement les tissus. Elle ne donne pas d'hémorragie.

Cette opération si violemment combattue, si ardemment contestée par certains chirurgiens, et d'autre part si exclusivement vantée et prônée par d'autres ne mérite à mon avis, ni la proscription excessive, ni cet excès de préférence.

Pour électrolyser le malade, on met son urèthre en état d'aseptie, on cocaïnise au besoin, et on introduit la bougie conductrice ; l'électrolyseur descend jusqu'au moment où l'on sent une résistance à la partie de platine B.

Alors on fait passer le courant. L'électrolyseur, par son armature A est relié au pôle négatif d'une machine électrique munie d'un ampèremètre (voir ci-contre le modèle portatif de ce genre de machines), ou bien au galvanique d'un tableau électrique général du genre de celui dont je me sers dans mon cabinet (voir la couverture). Le pôle positif est appliqué sur l'abdomen ou sur la cuisse.

Le courant atteindra progressivement 5, 10, 15 milliampères, plus ou moins suivant les cas et les sujets. Au bout de quelques instants, on sent l'électrolyseur qui pénètre et on a la sensation d'une résistance vaincue. Le rétrécissement est franchi.

Il est évident que c'est là une opération remarquable, car le sujet est entré chez le médecin, ne pouvant pas ou pouvant à peine uriner, et il sort avec un jet puissant. Cela tout naturellement l'enchante et l'éblouit.

C'est parfait mais cela ne nous paraît pas assez.

Sans doute l'urèthre est devenu perméable et le jet

est ample. Il n'y a pas eu d'hémorragie et le malade sort la canne à la main du cabinet du médecin.

Mais il ne faut pas que le malade croie que c'est fini. Il devra se dilater ou se faire dilater consécutivement par les *Béniqué* (voir plus haut le traitement des rétrécissements par la dilatation) pendant les jours qui vont suivre.

Il devra le faire une ou deux fois l'an dans les temps qui suivront pour maintenir l'élasticité de son canal.

Avec ces précautions-là seulement, l'électrolyse linéaire est une opération utile et sans aucun danger. Car en fin de compte c'est une uréthrotomie interne, mais une uréthrotomie interne sans effusion de sang, et qui n'oblige pas nécessairement à la sonde à demeure. Ceci dépend des circonstances et reste soumis à l'opinion et à la sagacité du médecin.

Or, puisque l'uréthrotomie interne a les faveurs exclusives de certains chirurgiens, et non des moindres, pourquoi ne pas appeler celle dont nous parlons **uréthrotomie interne électrolytique ?** Ça n'ajouterait qu'un adjectif et on pourrait peut-être s'entendre.

Est-ce à dire qu'il faille toujours et quand même électrolyser linéairement? Non certes. Moi je considère au contraire que ce ne doit être qu'exceptionnel. Et j'en préviens les malades.

L'électrolyse linéaire, en cas de rétrécissement très étroit et un peu dur peut être conseillée avec les obligations de dilatation que j'ai formulées plus haut; ceci me paraît être une condition *sine quâ non* de cette intervention.

Si le sujet est éloigné du chirurgien, si des conditions

matérielles l'empêchent de séjourner à proximité de l'opérateur, l'électrolyse linéaire peut être faite comme *opération d'urgence*, mais toujours à condition que le malade se fasse dilater par son propre médecin, une fois rentré chez lui.

Mais quand le sujet a le temps, lorsqu'il le veut, quand il consent à se laisser guider, je lui conseille de préférence l'électrolyse circulaire que Weil a très bien décrite et que je reproduis ici d'après son livre.

« **L'électrolyse circulaire** et ses procédés ont été fort bien décrits par le Dr Weil, et je cite ici la description critique qu'il en a faite dans son livre.

« L'électrolyse circulaire préconisée pour la première fois par Mallez et Tripier, perfectionnée à un très haut degré par Newman et appliquée par lui, en un très grand nombre de cas, est une méthode sûre et inoffensive, mettant, en général, le malade à l'abri de toute récidive.

Pour la mettre en pratique on peut utiliser les quatre séries d'électrodes de Newman, la série ovalaire qui se compose de bougies isolantes recourbées, surmontées d'olives métalliques, reliées par des fils passant en leur milieu à des bornes fixées à leurs autres extrémités, série qui comprend les numéros 11, 14, 17, 18, 20, 21, 23, 25 de la filière Charrière, la série à forme de glands pour les rétrécissements qui siègent dans les quinze premiers centimètres du canal et qui comprend les numéros 15, 17, 20, 22, 25, 27 de la filière, la série comprenant les numéros 9, 11, 14, 17, 20 et 21, série dont l'olive est perforée pour recevoir un fil guide et qui doit être employée dans les rétrécissements infran-

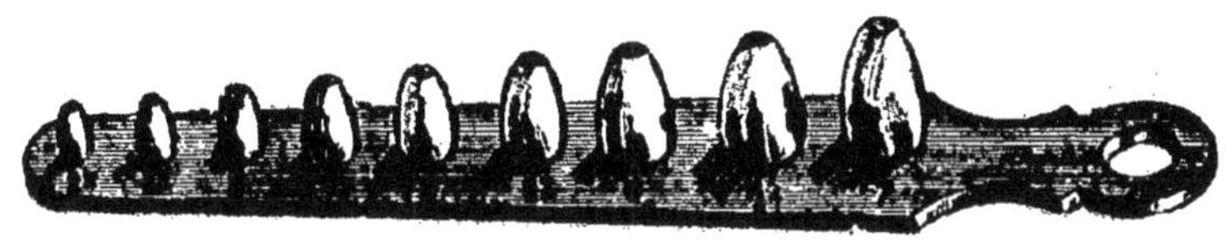

Fig. 10.

Séries d'olives de Newman pour l'électrolyse circulaire de l'urèthre (du n° 12 au n° 20 de la filière).
Ces olives se dévissent séparément et peuvent se visser sur la sonde souple figure 13 ci-contre.

chissables, et enfin la série combinée qui comprend des électrodes perforées combinées à des cathéters.

Pour les urèthres tortueux ou dans les cas de rétrécissements très courts, il est préférable de recourir à d'autres modèles, soit aux électrodes de M. Debédat et

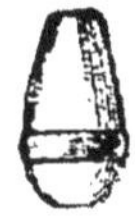
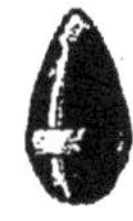
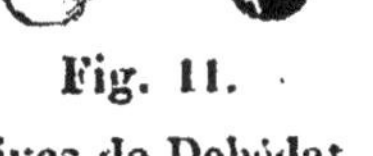

Fig. 11.

Olives de Debédat.

Fig. 12.

La même avec partie armature en relief.

de M. Vernay dont l'olive est mi-partie ivoire, mi-partie métal, soit aux sondes souples de M. Gaillard portant l'olive à quelques centimètres de l'extrémité, à introduire, soit aux sondes de M. Bordier, qui ne sont, au reste, qu'une modification de celles de M. Gaillard.

« A mon sens les meilleures électrodes sont celles de

Fig. 13.— Sonde souple avec pas de vis supérieur sur lequel on peut adapter successivement toute la série des ovules de Newman.

M. Gaillard: elles constituent une série complète avec laquelle l'on peut traiter tous les rétrécissements, même ceux qui paraissent les plus difficiles à franchir.

« La technique doit être la suivante :

« On prend d'abord à l'aide de la bougie à boule une topographie très exacte de l'urèthre; on mesure les rétrécissements et on établit le plan de l'intervention. Puis le malade est couché sur le dos; l'électrode uréthrale, choisie légèrement supérieure au diamètre du rétrécissement à franchir, est introduite jusqu'à ce qu'elle butte contre la partie rétrécie; puis elle est reliée au pôle négatif; l'électrode indifférente fixée au pôle positif est placée sur l'abdomen.

« Lorsque les deux pôles sont ainsi en place, on donne le courant avec précaution, en faisant varier lentement et graduellement son intensité, jusqu'à ce que le malade éprouve une sensation de chaleur et un léger picotement (5 à 10 milliampères au maximum); l'on tient l'olive strictement appliquée contre le rétrécissement; l'on sent bientôt alors que ce dernier cède et que l'olive pénètre et que peu après elle a franchi le point rétréci. L'intensité est enfin ramenée à zéro progressivement, après qu'on a laissé l'électrode en place une vingtaine de minutes. S'il y a plusieurs rétrécissements on recommence la même technique en s'arrêtant à chaque rétrécissement. Les séances ont lieu tous les 8 ou 15 jours jusqu'à ce qu'on puisse faire passer facilement le 20 de la filière Charrière.

« En différents cas particuliers il peut être nécessaire de modifier légèrement cette ligne de conduite. »

COMMENT LE MALADE DOIT SE SONDER

Le médecin ne peut pas toujours être présent pour pratiquer le sondage ou catéthérisme. Le malade doit pouvoir pratiquer lui-même cette opération quand il est nécessaire qu'elle se renouvelle plusieurs fois par jour.

Le malade se couchera sur le dos, les cuisses relevées, les talons près du siège; c'est la position la plus commode. Il pourra aussi le faire, étant assis, le siège en avant et les talons près du siège, mais ce n'est pas une posture bien aisée.

Le mieux sera de se servir d'une sonde en caoutchouc mou (*sonde de Nélaton*), flexible. La verge étant préalablement relevée, on pousse doucement, lentement l'instrument. On devra surtout ne pas forcer ni brusquer les obstacles afin d'éviter les blessures du canal et ne pas faire de fausses routes. Devant l'obstacle on s'arrêtera, on remontera la sonde un peu et on poussera de nouveau, toujours avec douceur. S'il y avait impossibilité, le médecin seul doit intervenir.

Avec un peu d'habitude, quand le canal est perméable, les malades arrivent très bien à se sonder d'eux-mêmes.

Le grand danger, dans ces cas, c'est l'infection, la purulence, la fièvre consécutive.

Tout ceci peut être évité avec de la propreté, avec de l'asepsie.

Les sondes de Nélaton étant faciles à stériliser et pouvant subir aisément l'ébullition, on les fera bouillir 1/4 d'heure dans une casserole de faïence ou de porcelaine ou bien dans une poissonnière; l'eau qui

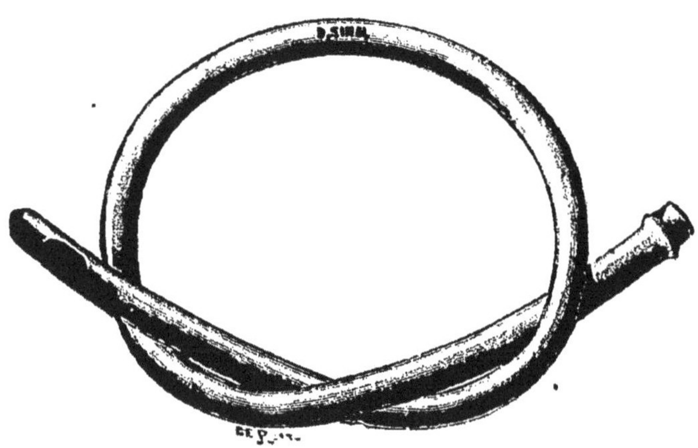

Fig. 14.

Sonde de Nélaton en caoutchouc pour le cathétérisme.

aura servi à l'ébullition sera de l'eau boriquée à 30 gr. pour un litre.

Le mieux est d'avoir plusieurs sondes; celles qui devront servir dans la journée seront laissées dans l'eau.

Au moment de s'en servir, on retire la sonde du récipient où elle a bouilli et qui tout naturellement sera

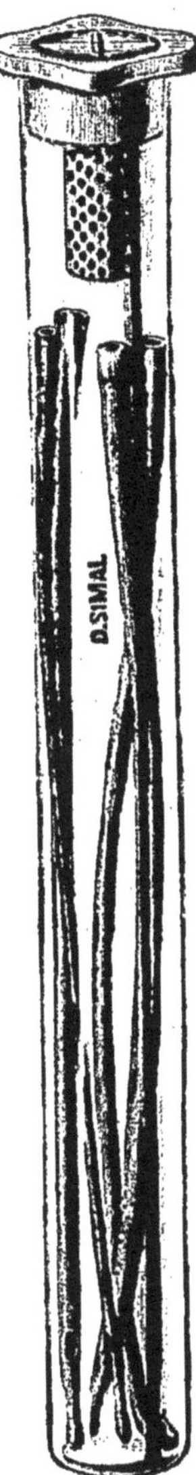

Fig. 15.
Tube en verre avec bouchon pour trioxyméthylène, servant à la stérilisation des sondes et des bougies.

bouché et à l'abri de l'air. On graisse l'instrument avec de l'huile stérilisée contenue dans un petit flacon fermé et à l'abri de l'air.

Si l'on doit se sonder la nuit plusieurs fois, on aura à portée de main le récipient des sondes et on en prendra une nouvelle chaque fois.

L'instrument qui aura servi sera placé dans un récipient disposé pour cela, et on le stérilisera le lendemain suivant les indications que nous allons spécifier.

« Les sondes seront essuyées avec soin pour les débarrasser des corps gras qui ont servi au cathétérisme. Elles seront ensuite lavées à grande eau, lavées au savon et à la brosse, puis rincées dans de l'eau bouillie, et, si la sonde est creuse, on injectera dans son intérieur de l'eau savonneuse, puis de l'eau bouillie. Cela fait, les sondes sont essuyées avec soin et sont mises à sécher.

« Pour les sécher, on peut simplement les laisser un temps assez long à l'air libre ou dans un tiroir. » (Chevalier.)

Toute sonde qui aura servi, après avoir subi ce nettoyage, sera de nouveau ébouillantée et conservée dans un linge sec.

« La nuit ou quand le malade sort, le savonnage est souvent supprimé; on se contente du nettoyage avec du coton trempé dans un liquide antiseptique, que le malade peut toujours avoir avec lui dans un petit flacon à large ouverture.

LES SONDES DIVERSES EMPLOYÉES EN VOIES URINAIRES

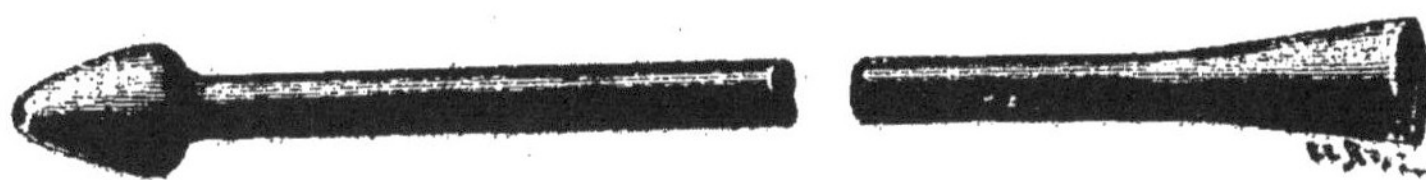

Fig. 16.

Instillateur (Modèle Guyon).

Fig. 17.

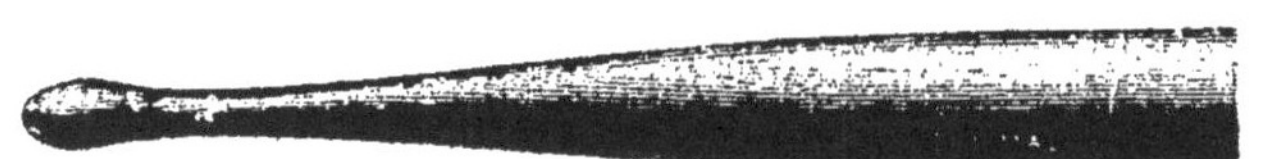

Fig. 18.

Modèles de sondes olivaires.

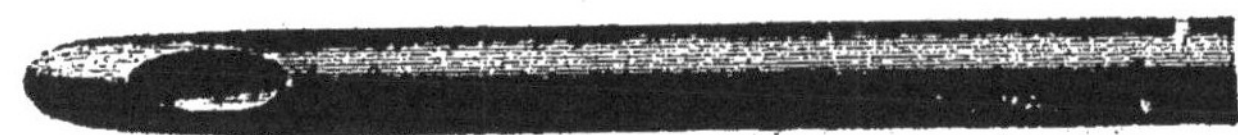

Fig. 19.

Sonde cylindrique.

« Pour le dehors, le malade peut emporter ses sondes dans des appareils variés : il y a des tubes de poche recourbés, des bouteilles plates, des boites métalliques, etc.; divers objets de toilette, des cannes creuses, des parapluies ont été préparés de manière à renfermer un tube de verre où la sonde peut être placée. » (Chevalier.)

Une recommandation à signaler dans le sondage par le malade lui-même, c'est de mettre le doigt sur l'extrémité de l'instrument pour éviter que l'urine ne salisse le linge. Puis on abaisse le pavillon et on fait couler l'urine dans un bassin ordinaire plat. On pourra faciliter l'issue de l'urine par quelques pressions sur le bas-ventre.

Si, une fois la sonde dans le verre l'urine ne venait pas, c'est qu'elle serait obstruée soit par des mucosités, soit par des graviers; quelques mouvements légers et doux de va-et-vient suffisent souvent à remettre les choses au point. S'il n'en était pas ainsi, le malade doit avoir à sa portée une seringue vésicale de 60 à 100 grammes, et un bocal d'eau boriquée bouillie. Il remplira la seringue, entrera son bec dans l'orifice de la sonde, et poussera 20 à 30 grammes d'eau à la fois qu'il laissera couler ensuite. La seringue fait chasse d'eau et le cours de l'urine s'établit ainsi.

Ce qu'il faut au malade qui se sonde, c'est une grande patience, de la douceur dans les mouvements et une propreté extrême; ici le trop est à peine assez.

LES SONDES DIVERSES EMPLOYÉES EN VOIES URINAIRES

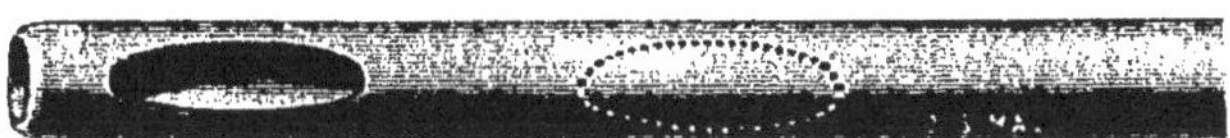

Fig. 20.

Sonde à bout coupé.

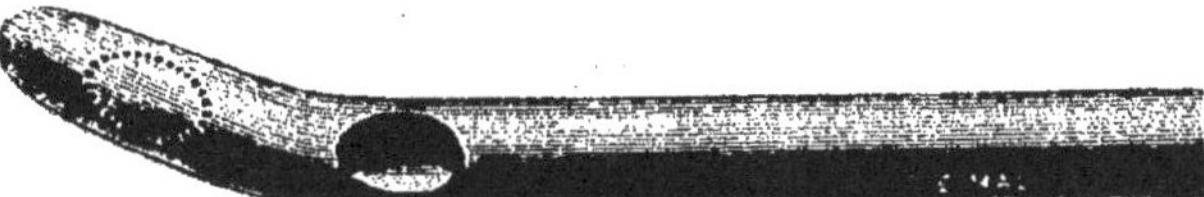

Fig. 21.

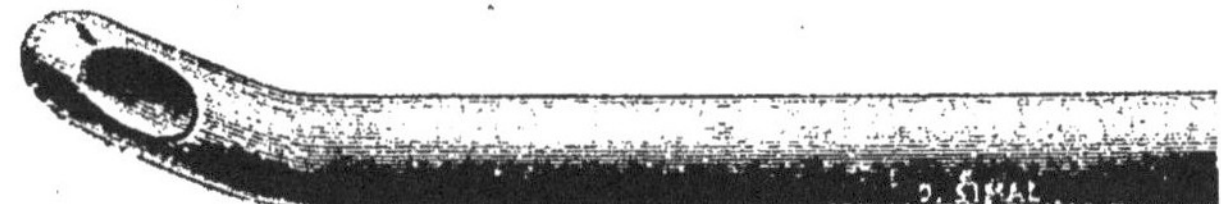

Fig. 22.

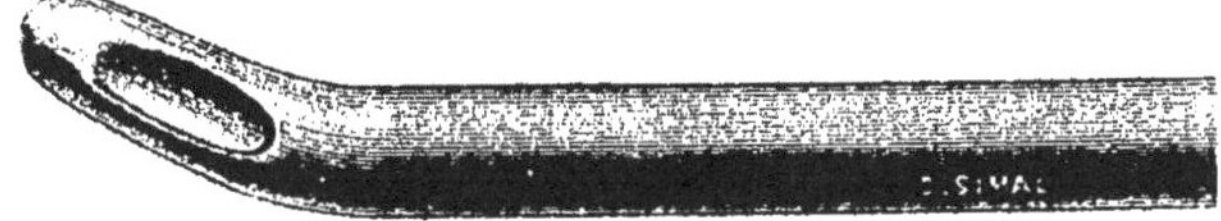

Fig. 23.

Sondes béquilles à courbures variées.

FAUSSES ROUTES URÉTHRALES

Plaies de l'urèthre, produites pendant le cathétérisme pratiqué avec un instrument rigide et une violence plus ou moins grande.

Elles ont lieu surtout dans le cas où l'urèthre est déjà malade, soit par rétrécissement, soit par hypertrophie de la prostate.

Symptômes: douleur au moment où la déchirure est faite, reparaissant dans les cathétérismes ultérieurs.

Hémorragie ordinairement légère, dans les mêmes conditions.

Troubles de la miction. Cuisson légère au moment de la miction. Le plus souvent *rétention complète* d'urine, persistante ou intermittente.

Diagnostic fait à l'aide des antécédents. « Une abondante hémorragie survenue après le cathétérisme chez un malade qui n'en présente pas habituellement, est un signe de présomption des plus importants. » (Desnos.)

Le siège de la lésion est découvert à l'aide d'un explorateur à boule introduit dans l'urèthre pendant qu'on pratique le toucher rectal. Le doigt reconnait que la boule de l'explorateur est séparée de lui par une mince couche de tissus.

Traitement. — Indications: évacuer la vessie et favoriser la cicatrisation. — La fausse route occupant d'habitude la paroi inférieure de l'urèthre, c'est la paroi supérieure qu'il faut suivre avec l'instrument. — Sondes à grandes courbures en gomme (nº 16 à 18) armées d'un mandrin. Tendre fortement la verge, et l'attirer sur le ventre. — Quand on a pénétré dans la vessie, laisser la *sonde à demeure.*

S'il y a un rétrécissement, les manœuvres du cathétérisme évacuateur seront de courte durée; si elles ne réussissent pas, ne pas insister et faire la *ponction hypogastrique de la vessie.* « Très souvent, en maintenant au repos la région blessée pendant quelques jours, on pénètre facilement dans un urèthre où l'on avait été arrêté. » (Desnos.)

Comme autres ressources, cathétérisme à l'aide de bougies tortillées nº 6 ou 7 (laisser à demeure cette bougie), et enfin uréthrotomie externe sans conducteurs.

(*Guide Pratique des Sciences Médicales.*)

RUPTURES DE L'URÈTHRE

Elles se font ou dans la *région pénienne*, pendant l'érection et pendant une chaudepisse cordée (rupture de la corde);

Ou dans la *région périnéale*, par choc direct, *par chute à califourchon*, par fracture du pubis.

Symptômes. — *Douleur*, au moment de l'accident, aiguë ou assez légère; *uréthrorrhagie* plus ou moins abondante et durable; *troubles de la miction;* dans les cas légers, la miction est possible, mais douloureuse; dans les cas plus graves, *rétention* d'urine complète ou incomplète.

Dans la région périnéale, la contusion détermine une ecchymose qui, dans les cas graves, va jusqu'à former un *hématome* plus ou moins vaste, qu'il ne faut pas confondre avec l'infiltration d'urine, et qui d'habitude s'abcède ou s'infiltre d'urine, exposant le blessé à de sérieux accidents de résorption.

L'infiltration d'urine immédiate ou tardive peut encore exister.

Pronostic. — *Cas légers*. Les accidents durent peu, puis cessent, mais bientôt apparaissent les signes d'un rétrécissement cicatriciel (c'est le type des ruptures péniennes pendant le coït);

Cas graves: rétention complète, uréthrorrhagie souvent très abondante, cathétérisme impossible, tumeur périnéale volumineuse, plus tard *rétrécissement.*

Traitement. — Cas légers. (Les malades urinent bien seuls.) Le cathétérisme est inutile et dangereux. Repos, cataplasmes, tisanes; à l'intérieur, biborate de soude, 4 à 10 grammes (Desnos).

Cas moyens (mictions difficiles). Le cathétérisme est nécessaire; mais il doit être très délicatement mené. Essayer d'abord « une sonde en caoutchouc vulcanisé, ou une bougie armée à courbure maintenue fixe au moyen d'une couche de collodion et pouvant suivre exactement la paroi supérieure de l'uréthre. Cette bougie sert de conducteur à une sonde à bout coupé ». Si l'introduction est facile, on retire la sonde; en cas contraire, on la laisse à demeure (Desnos, Guyon).

Cas graves. — Le cathétérisme et la miction sont impossibles. Pratiquer et répéter la ponction hypogastrique: en arriver vite, presque d'urgence, à l'*incision périnéale avec recherche immédiate du bout postérieur et application de la sonde à demeure;* opérer comme dans l'uréthrotomie externe. La sonde ne doit pas être laissée à demeure plus de cinq ou six jours. Au bout de ce temps, on pratiquera le cathétérisme dilatateur quotidien (Guyon, Desnos).

(*Guide Pratique des Sciences Médicales.*)

MALADIES DE LA VESSIE

LES CYSTITES

La cystite, c'est l'inflammation de la vessie, telle est la définition générale du mot.

Les grands symptômes de la cystite peuvent en somme se résumer à trois. Si on les rencontre sur un sujet, on peut affirmer qu'il est atteint de cystite :

1° Il urine souvent;

2° Son urine est trouble;

3° Il y a douleur à la miction et après la miction.

Quelles sont maintenant les causes de la cystite.

Une cystite est :

- blennorrhagique,
- tuberculeuse,
- calculeuse,
- causée par un rétrécissement,
- prostatique,
- rénale,
- causée par une tumeur.

S'il y a hémorragie, il y a congestion ou ulcération de la vessie, il faut faire juger la question par la cystoscopie.

Chez la femme, il peut y avoir des cystites d'origine vaginale et d'origine spontanée.

En interrogeant le malade, si la cystite vient après une blennorrhagie datant de plus ou moins loin, il faut penser au rétrécissement. On devra alors sonder le malade par la méthode ordinaire, c'est-à-dire par bougies à olive de calibre décroissant. Il y a de la rétention d'urine et l'indication est de dilater. Dans la cystite du rétréci, le malade urine par regorgement, ce qui fait croire à de l'incontinence, alors que rien n'est moins exact.

La cystite tuberculeuse se diagnostique par les moyens mnémoniques, par l'interrogatoire, l'aspect du malade. Elle se diagnostique par exclusion.

La cystite calculeuse est *horriblement* douloureuse; c'est là un symptôme capital. Les urines sont presque toujours sanglantes et le sang est trouble. Un point caractéristique est le suivant : il y a une douleur violente au bout de la verge. Enfin le malade ne peut pas aller en voiture ou en chemin de fer, ni dans aucun véhicule, sous peine d'exacerber affreusement ses douleurs.

S'il y a cystite calculeuse chez l'enfant, on s'aidera du toucher rectal qui permettra plus facilement, à cet âge, de percevoir et de sentir le calcul.

A côté des cystites calculeuses, on peut placer les cystites par corps étranger, débris de sonde, épingles, etc., introduites thérapeutiquement par le malade ou le chirurgien dans un accident du cathétérisme, ou bien par des manœuvres érotiques chez des sujets sains d'esprit ou atteints d'aliénation mentale. La cysloscopie jugera la question et l'intervention opératoire est nécessaire.

La cystite des prostatiques est la règle; les vieillards qui ont une grosse prostate ont toujours de la cystite avec urines très troubles. Le catéthérisme chez ces malades ramène, après la miction, de l'urine qui reste dans le bas-fond et qui entretient, par sa stagnation, l'inflammation de la vessie.

Si le malade pisse du sang rouge en même temps qu'il présente des phénomènes de cystite, il faut songer comme cause à une tumeur, papillome ou cancer. La cystoscopie est ici indispensable et fait le diagnostic.

Comment agir en présence d'une cystite ?

Si la vessie a une capacité de 120 à 150, et au delà, des instillations, suivant le procédé de Guyon. *Dans ce cas, pas de lavages; le lavage irrite et exacerbe la situation inflammatoire.*

Si la vessie a une capacite de 120 à 150, et au-delà, les lavages seront indiqués et conseillés. On fera le lavage avec la sonde de Guyon, par petits coups de piston, et sans distendre la vessie qui se révolterait et se fatiguerait.

Avec quoi fera-t-on les lavages ?

S'il s'agit de cystite non tuberculeuse, c'est-à-dire de la cystite des blennorrhagiques, des uréthriques, des prostatiques, on lavera avec une solution de nitrate d'argent à 1/10.000; on aura eu soin préalablement de nettoyer à la solution boriquée. On laissera dans la vessie un peu de solution nitratée, et on continuera à en verser dans les uréthrites et les blennorrhagies, le long du canal en retirant la sonde.

Il est une catégorie de cystite qui ne tolère pas le nitrate d'argent. C'est presqu'un élément de diagnostic. Ce sont des cystites tuberculeuses. Dans ces cas-là, on remplacera avec avantage les lavages nitratés par les lavages au sublimé, à la dose de 1/10.000 à 1/1.000 ou d'acide picrique à 1 0/0.

Les instillations de nitrate d'argent se feront avec des solutions nitratées de 1/50 à 1/500. Dans les vieilles cystites on peut élever le titre jusqu'à 5, 6, 7 0/0. Elles se feront après que le malade aura été sondé, c'est-à-dire à vessie vide.

En cas de douleur on employera des solutions de gaïacol à 5 0/0 et de goménol au 1/10 ou au 1/20.

Existe-il un traitement médical de la cystite ?

Très certainement, et voici les médicaments que nous conseillons.

On employera les *salicylates* qui sont les antiseptiques des voies urinaires. Le salicylate de soude est le principal auquel on pourra adjoindre le salicylate de lithine, ou de quinine. On administrera 0 gr. 50 à 1 gr. *de salicylate de soude, de 2 heures en 2 heures*, et concurremment 0 gr. 10 à 0 gr. 20 de *salicylate de lithine ou de quinine* toutes les deux heures. Le *salol* pourra être substitué aux précédents médicaments, en cas d'intolérance de l'estomac pour les autres salicylates.

Un médicament précieux, indispensable j'oserai dire, dans tous les cas d'inflammation vésicale, d'urines purulentes ou sanieuses, c'est l'*arbutine*.

On a dit que le nitrate était le mercure des urinaires. Je dirai volontiers que l'*arbutine* en est l'iodure de potassium.

L'*arbutine* est administrée à la dose de 30 à 50 cgr. de 4 à 6 fois par jour. Les *lentilles d'arbutine Gustave Chanteaud* constituent un excellent moyen de désinfection des urines, et par suite un excellent moyen de combattre les paroxysmes de la cystite, et aussi un excellent moyen de la guérir parfois. Duclaux, de Tours, a le premier employé l'*uva ursi* en tisane, dans les cystites ; l'*arbutine* est le glucoside de l'*uva ursi*, et donne le maximum d'effet sous le plus petit volume.

S'il y a douleur vive, lavement d'*antipyrine* (1 gr. 50 à 4 gr.) ou encore lavement avec 1 ou 2 centig. de *chlorhydrate de morphine* dans 60 gr. d'eau bouillie, 1 à 2 fois par jour.

En cas de ténesme, *hyoscyamine cristallisée* au 1/10 de milligramme, 1 lentille Gustave Chanteaud, d'heure en heure jusqu'à cet effet thérapeutique ou physiologique: (dilatation de la pupille) et *bromure de camphre*, 0 gr. 60 à 2 gr. par jour en plusieurs fois.

S'il y a paralysie vésicale, *hypophosphite de strychnine*, 1 à 5 milligr. dans la journée ou bien *lentilles antispasmodiques Gustave Chanteaud* une de 2 en 2 heures, où de 3 en 3 heures.

Contre l'hématurie, 10 à 20 centigr. *d'ergotine* par jour.

Dans la cystite chronique, on associera l'*arbutine* et l'*hélénine* ou on les donnera isolément. Ce sont les médicaments à préférer. On donnera 1 à 2 gr. d'*arbutine* et 20 à 40 centigr. d'*hélénine*. On leur associera utilement la *terpine* 0 gr. 60 à 2 gr. par jour et aussi le *benzoate de soude* (1 à 2 gr. par jour).

Traitement électrique des cystites—Le radium, puissant analgésique. ainsi que l'a démontré Foveau de Courmelles, peut calmer les douleurs en applications prolongées 2 ou 3 heures à la simple et faible radioactivité de 240. Le même auteur conseille encore soit la galvanisation positive de l'urèthre, à l'intérieur par une sonde terminée par une partie conductrice ou à l'extérieur par une électrode circulaire passant sous le scrotum et entourant la base du pénis par le haut. Le courant d'induction très faible, un léger frémissement à peine perçu, donne les mêmes résultats.

INCONTINENCE D'URINE

L'incontinence d'urine affecte quatre modalités différentes :

1° *Incontinence par regorgement.* — Le malade vide sa vessie comme se vide un réservoir trop plein. Cette forme d'incontinence se rencontre dans toutes les affections du système nerveux amenant paralysie de la vessie ;

2° ***Incontinence par urination inconsciente,*** évacuant la vessie pleine à heures à peu près fixes (type dit de Geffrier). C'est l'incontinence des gâteux, des paralytiques, des comateux.

3° ***Incontinence à vessie insuffisamment pleine pour forcer le sphincter.*** — C'est l'incontinence des ataxiques, des épileptiques, des hystériques, des neurasthéniques ;

4° ***Incontinence essentielle.*** — Elle est involontaire et insconsciente et elle a lieu pendant le sommeil.

Les trois premières formes ne comportent pas d'autre traitement que celui de leur cause.

Nous exposerons le traitement vésical tel que nous le concevons.

La deuxième forme est malheureusement incurable.

La troisième forme, d'ordre profond, est difficilement curable, sauf cependant pour l'hystérie et la neurasthénie qui ne sont pas au-dessus des ressources de l'art.

Reste le quatrième type qui est le type classique dont nous avons à nous occuper.

C'est l'incontinence d'urine des enfants, c'est l'incontinence d'urine des adultes nerveux qui se produit la nuit. Ces malades font « pipi au lit ».

Il serait à souhaiter que les parents n'eussent pas de sévérités excessives pour les petits qui font pipi au lit. Il ne faut ni les brusquer, ni les brutaliser. On ne fait qu'augmenter leur nervosisme et prolonger leur mal. Si les moyens moraux devaient réussir, ce seraient les moyens doux et la persuasion caressante plutôt que les menaces ou les punitions.

J'ai connu certains chefs d'établissement d'éducation qui punissaient les élèves urinant au lit de façon excessive. Non content de les punir on les humiliait, on en faisait un objet de risée pour leurs camarades. Il faut bien dire que les jeunes gens, pris en masse, ne sont ni généreux, ni braves et qu'ils insultent avec un plaisir aigre, avec une joie féroce le camarade martyr. C'est déjà triste, mais les chefs d'institution qui se prêtent à de pareilles manières de faire sont des misérables et des imbéciles, justiciables des tribunaux universitaires et judiciaires.

Un enfant ou un adulte qui fait pipi au lit est un malade et il faut le traiter comme tel.

Le traitement qui, de l'avis de tous, convient le mieux ici, c'est *l'électricité*.

J'emploie le bain statique ordinaire et je tire quelques étincelles de la région vésicale. Durée 15 à 20 minutes.

Je me sers aussi du courant faradique rythmé, ou galvanique renversé avec une électrode lombaire et une petite électrode active sur le périnée ou dans la région suspubienne, 10 minutes environ.

Ou bien j'emploie la méthode de Guyon que voici :

« Nous nous servons, à cet effet, du petit instrument que nous représentons ci-contre. Il se compose d'une petite tige flexible, épaisse de 2 millimètres environ et constituée par un faisceau de fils métalliques très fins recouverts d'une enveloppe isolante. Les fils métalliques aboutissent, d'une part, à une petite armature terminée par un crochet métallique destiné à établir facilement la communication avec la pile, d'autre part à une autre armature portant un pas de vis. Sur cette armature s'adaptent, comme vous voyez, des boules métalliques de différents calibres et en tout semblables par leur forme légèrement ovoïde à la tête des explorateurs ordinaires. La boule métallique est conduite dans l'urèthre selon les règles ordinaires du cathétérisme. Le défaut de résistance du sphincter empêchant de bien apprécier son siège, la boule devra être portée jusqu'à la vessie; puis on la retire de la quantité nécessaire pour amener son talon au niveau de la portion membraneuse. On n'a plus dès lors qu'à accrocher le fil conducteur d'un petit appareil à induction, en même temps que l'autre pôle terminé en forme de bouton ou de plaque est appliqué immédiatement au-dessus du pubis. Le courant doit être réglé de telle façon que son intensité ne soit qu'assez faible et que les intermittences ne soient pas trop rapprochées. Il est inutile de prolonger la séance au delà de deux à cinq minutes; ce serait s'exposer à fatiguer le muscle uréthral bien loin de le fortifier.

« Telle est la marche ordinaire des choses : dès la première séance, l'incontinence diminue, parfois même cesse complètement. Douze à quinze jours de traitement ont sufli, dans la plupart des cas que nous avons observés pour amener la complète disparition du symptôme morbide.

« Plusieurs observations autorisent une dernière remarque. Chez les sujets que le traitement améliore ou guérit, de même que chez ceux qui spontanément arrivent à maîtriser l'incontinence, deux phénomènes s'accusent : les mictions diurnes deviennent moins fréquentes et moins impérieuses ; les besoins nocturnes persistent, mais sont perçus. Le sujet devenu conscient se réveille et obéit à propos aux incitations de sa vessie. Comme à l'état normal, elles parviennent à interrompre le sommeil.

« L'électricité méthodiquement employée et agissant directement sur le sphincter uréthral n'est donc pas seulement un traitement physiologique, mais aussi et surtout un traitement efficace et le plus souvent rapide. Il agit peut-être avec moins de rapidité mais il agit certainement chez les filles. J'ai pu craindre, au début de mes recherches, qu'il n'ait son plein effet que chez les garçons. Plusieurs observations m'ont, depuis très longtemps prouvé qu'il agit dans les deux sexes. Il faut chez les filles appliquer étroitement le talon de la boule contre l'orifice vésical et choisir son volume en conséquence.

« Chez les petits enfants ou chez les adultes à canal très sensible, on peut faire de l'électrisation localisée en remplaçant l'olive intra-uréthrale par un tampon placé sur le périnée, au niveau de la région membraneuse de l'urèthre. Ce mode d'électrisation réussit dans un grand nombre de cas. Mais lorsque la guérison ne se produit pas, il faut toujours recourir à l'électrisation localisée intra-uréthrale. »

A côté de l'électricité on emploiera les toniques généraux, la *strychnine* (1 à 2 milligr. par jour), le *seigle ergoté*, s'il y a atonie du col de la vessie.

S'il y a irritabilité vésicale, la *belladone* est un excellent médicament.

INFILTRATIONS D'URINE

Elle peut se produire sur toute l'étendue de l'appareil urinaire, mais elle a surtout lieu au périnée.

« Dans l'immense majorité des cas, l'infiltration succède à un rétrécissement de l'urèthre. » (Desnos.)

Début subit, ordinairement précédé par une recrudescence de la rétention d'urine: « Le malade éprouve, après des efforts plus ou moins considérables, un soulagement instantané, et le besoin d'uriner disparaît. A cette sensation de bien-être succède, au bout de peu de temps, une tension pénible de tout le périnée. »

Le globe vésical a disparu, et en moins d'un quart d'heure apparaît une *tumeur périnéale*.

« Si on place le malade dans la position de la taille, on voit une tumeur quelquefois exactement médiane, prédominant d'ordinaire sur un des côtés, étendue de l'anus à la racine des bourses. La peau ne présente pas de changement de couleur; on voit à ce niveau un œdème mou, non douloureux. » Bientôt, l'infiltration gagne la verge et le scrotum qui offrent parfois un volume énorme. La peau de ces parties devient tendue et luisante. « Au bout d'un temps *toujours très court* (deux ou trois jours au plus), la peau rougit, s'enflamme, devient douloureuse. » (Desnos.) Du sphacèle, de l'emphysème se produisent, et, si l'on n'intervient pas, « des lambeaux de peau nécrosée se détachent et forment *de larges pertes de substance.* Ces délabrements atteignent parfois une étendue et une profondeur considérables ». (Desnos.) La fièvre, l'adynamie, la pyohémie emportent le malade.

Diagnostic. — « Eviter à tout prix d'introduire une sonde dans le canal. » (Desnos.) Les commémoratifs, à défaut de l'examen direct, font le diagnostic.

Traitement. — « *L'intervention sera aussi hâtive que possible.* Le malade étant placé dans la position de la taille, faire sur la ligne médiane une incision étendue de la racine des bourses jusqu'au-devant de l'anus. Inciser couche par couche. Un flot de pus et d'urine s'échappe bientôt. *Ouvrir largement la poche.* Le doigt introduit au fond de la poche détruit les brides et les cloisons, et ramène souvent de larges lambeaux sphacélés. On doit garder exactement la ligne médiane, même quand la tumeur proémine à droite ou à gauche; on évite ainsi la blessure de l'artère superficielle du périnée.

« Cette incision, capitale dans le traitement de l'infiltration, ne suffit pas toujours. Lorsque l'urine a fusé au loin sous les téguments jusqu'au niveau du pubis ou des parois abdominales, d'autres incisions dites libératrices sont nécessaires. Elles doivent comprendre la peau et diviser le tissu cellulaire infiltré jusqu'à l'aponévrose superficielle qui sera respectée. Ces incisions seront pratiquées de préférence aux parties déclives, et surtout sur les limites des parties envahies ». (Guyon. Desnos.) Antisepsie parfaite, mais il faudra « observer une grande réserve dans l'emploi des antiseptiques forts ».

L'urine s'écoule par la plaie périnéale; il faudra donc la garnir de larges absorbants.

« On commettrait une faute en voulant rétablir d'emblée la miction par le canal. Aussi, ne fera-t-on, sous aucun prétexte, le cathétérisme pendant les premiers jours. L'écoulement de l'urine assuré par la plaie périnéale permet d'attendre pendant un temps qui varie de trois à quatre semaines. C'est à ce moment qu'on s'occupe du rétrécissement; les manœuvres répétées que nécessite la dilatation graduelle sont souvent l'occasion d'accès de fièvre; aussi le traitement de choix est-il dans ces cas l'*uréthrotomie interne.* » (Desnos.)

(*Guide Pratique des Sciences Médicales*).

INFLAMMATION ET HYPERTROPHIE

DE LA PROSTATE

La cause la plus réelle, la plus vraie de l'hypertrophie de la prostate, c'est l'âge du sujet, et c'est vers 50 ou 60 ans que les symptômes se montrent et s'accusent.

Au début, on constate une période congestive. Elle se caractérise par de la difficulté d'uriner, la nuit surtout; mais le sujet vide à peu près bien sa vessie (1re période).

Plus tard la difficulté d'uriner s'accentue; les besoins deviennent plus fréquents la nuit, et surtout dans la seconde portion de la nuit. C'est un élément de diagnostic assez important entre le calculeux et le prostatique, car si le premier voit s'augmenter ses douleurs de jour, elles se calmeront la nuit; c'est tout le contraire pour le prostatique.

Il faut ajouter aux symptômes de cette période la diminution de la force de projection du jet d'urine; il se produit aussi des érections qui n'ont rien de génésique et qui sont dues à la gêne circulatoire par réplétion de la vessie.

Progressivement, la *rétention* s'accentue, c'est-à-dire que la vessie ne se vide pas complètement et garde des urines résiduelles, et s'emplit lentement mais constamment. A ce point que par suite de la surdistension de la vessie, les urines s'échappent à l'insu du malade, créant ainsi l'*incontinence* d'urine. Le malade pisse par *regorgement.*

Cet état constitue ce que l'on pourrait appeler la troisième période de l'hypertrophie prostatique. A ce moment on constate souvent des troubles digestifs avec sécheresse de bouche, soif vive, inappétence, constipation.

Pour compléter le diagnostic on pratique le toucher rectal. On sent une tumeur globuleuse, lisse, plus ou moins volumineuse. Si on sentait une tumeur avec noyaux il faudrait songer au cancer de la prostate.

La marche de l'hypertrophie prostatique est lente, longue et assez irrégulière. Le rôle du médecin est ici fort important car une hypertrophie prostatique bien soignée est parfaitement compatible avec la sonde et la vie: au contraire elle peut être mortelle si on l'abandonne à elle-même.

Comment *traiter l'hypertrophie de la prostate?*

Dans la première période il faudra faire surtout de l'hygiène, et en premier lieu de l'hygiène alimentaire; ni vin généreux, ni bière, ni liqueurs, ni thé, ni café; mais néanmoins une nourriture substantielle sera nécessaire sans excès et sans mets relevés. Le soir le mieux sera de peu manger.

Le prostatique marchera, surtout après les repas. Il évitera la fatigue, les voyages en voiture et en chemin de fer, l'équitation.

Le froid est l'ennemi des prostatiques, de même la constipation.

Bien entendu, en matière sexuelle, il faut déposer

les armes ou dans tous les cas ne les sortir du râtelier qu'à de rares intervalles.

Je conseille dans ces cas le massage général suivi d'une bonne friction avec de la flanelle ou un gant de crin. On peut aussi conseiller l'iodure de potassium à petites doses et les injections de sérum de Trunecek.

Les lavements froids (eau chambrée) constituent un excellent décongestionnant.

Jusqu'à ce moment il n'y a pas besoin de sondes.

Lorsque la 2e période s'annonce il faut sonder le malade. S'il y a des urines résiduelles on sondera une à deux fois par jour. Il sera bon de conseiller de le faire le soir avant le coucher.

Arrivé à la 3e période, sonder le malade est indispensable car il est incontinent. De plus il peut s'infecter et parfois il s'infecte.

S'il y a infection de la vessie de la prudence d'abord et surtout. Il peut être nécessaire de ne pas vider complètement la vessie, car il pourrait y avoir hémorragie (hématurie) par suite de troubles mécaniques apportés dans les fonctions de l'organe.

S'il y a rétention avec infection on fera trois sondages par jour, suivis de lavages nitratés au millième.

La nuit, le prostatique est en rétention complète. On lui laisse une sonde évacuatrice, mais il faut le bien prévenir qu'à la suite de ce sondage, la rétention ne cessera pas et qu'elle pourra se reproduire. A ce point même que s'il y a difficulté à sonder, on peut laisser une sonde à demeure jusqu'au rétablissement d'un bon état général.

Les jours qui suivront le retrait de la sonde à demeure, on sondera 2, 3, 4, 5 fois par jour. On espacera ensuite les sondages si les besoins d'uriner sont moins fréquents.

Le médecin devra pour sonder le malade employer des sondes béquillées (v. fig. 21, 22, 23) et si la courbure de la béquille était insuffisante il devrait employer les mandrins courbes pour augmenter cette courbure. La besogne n'est pas toujours facile et on devra souvent employer des moyens accessoires : coussins sous le siège, introduction du doigt dans le rectum pour pousser la sonde, etc., etc.

Quelquefois il faudra arriver à ponctionner la vessie.

Contre-indications du sondage chez les prostatiques.— Chez les prostatiques, si le cathétérisme évacuateur constitue souvent une ressource thérapeutique précieuse, il en est cependant parmi eux auxquels il ne faut pas toucher avec la sonde. Le Pr Pousson (de Bordeaux) a bien résumé autrefois ces indications et contre-indications

En particulier, il faut s'abstenir du sondage chez les prostatiques qui sont encore à la période d'urine claire et aseptique, chez ceux qui présentent des fausses routes et chez lesquels des tentatives de sondage *prolongées* seraient funestes. On aura recours alors aux grands bains chauds, aux petits lavements chauds, aux applications de compresses chaudes sur l'hypogastre. Une ponction vésicale même, en vidant en partie la vessie pourra amener la décongestion de la glande et permettra un passage facile, le lendemain ou quelques heures après, mais il ne faut pas trop user de ce procédé.

Quant aux prostatiques *rétentionnistes avec grande distension vésicale* remontant jusqu'à l'ombilic et qui ont maigri ou pâli, qui n'ont plus d'appétit ou qui présentent des troubles intestinaux, chez ceux-là la sonde doit rester interdite. Il faut restaurer leurs forces amoindries et les soutenir avec du lait et par une médication tonique (Catelin).

Traitement électrique de la prostatite et de l'hypertrophie de la prostate. — Le traitement électrique est le même dans les deux cas et rend les plus grands services. Il s'agit de calmer la douleur ou d'atrophier une glande trop développée.

Foveau de Courmelles recommande la bi-électrolyse positive rectale avec tube médicamenteux à solution de chlorhydrate d'ammoniaque, le pôle négatif étant au périnée ou sur la cuisse; il sera fréquemment déplacé.

Ou bien encore on peut faire l'électrolyse bipolaire par deux aiguilles parallèles implantées dans le tissu hypertrophié, à l'aide d'un courant quotidien de 10 à 15 milliampères et de 10 à 15 minutes de durée.

« Les prostatites aiguës, d'après M. Doumer, sont très améliorées par des applications intra-rectales des courants de haute fréquence.

« Les prostatites chroniques, écrit Albert Weil, sont justiciables également de certaines interventions électriques. Une des plus efficaces est la galvanisation rythmée associée au massage, suivant la méthode de M. Hogge (de Liège):

« L'opérateur revêt son index droit d'un doigtier de caoutchouc à l'extrémité duquel se trouve encastrée une feuille de platine dans laquelle vient s'épanouir un faisceau de fils conducteurs et qui est recouverte de peau de chamois. Il relie les fils du doigtier à l'un des pôles d'une source de courant continu, place une électrode reliée à l'autre pôle sur le périnée, règle les appareils de façon à avoir une série d'intermittences rythmées, introduit l'index dans le rectum jusqu'à la prostate et enfin masse les divers lobes pendant que passe un courant de 5 à 10 milliampères.

« Les séances durent de cinq à dix minutes et ont lieu deux ou trois fois par semaine ».

Le Dr Weil recommande les applications de courants frankliniques induits avec massages selon la technique suivante :

« J'introduis, dit-il, un excitateur relié à la pièce fixe de mon rhéostat dans le rectum contre la prostate, et après avoir réglé les appareils de façon à donner le courant maximum, je masse de ma main libre le périnée très profondément; après un très petit nombre de séances, j'ai déjà obtenu une très grosse amélioration; aussi je crois qu'on peut concevoir de légitimes espérances de cette méthode plus simple à appliquer que celle de Hogge.

« Contre l'hypertrophie prostatique à ses premières périodes, la méthode de Hogge ou celle que je viens de formuler peuvent être employées; mais en général il faut y associer les applications de courants continus à l'état permanent. Une sonde de Newman reliée au pôle négatif est placée dans l'urèthre, une électrode positive est placée sur le périnée: l'intensité varie de 8 à 10 milliampères, les séances durent cinq minutes et doivent avoir lieu, au début du traitement, quotidiennement. M. Vautrin (de Nancy) en n'employant que cette application de courants continus à l'état permanent, a eu d'assez nombreux succès : quelquefois deux séances lui ont suffi pour guérir complètement des rétentions urinaires ».

SPERMATORRHÉE

« La spermatorrhée est tantôt le fait d'une névrose, tantôt de l'onanisme, tantôt de la constipation, tantôt de vices de conformation, etc., etc.; pour la faire disparaître, il faut toujours au préalable traiter la cause originelle.

« On peut en plus agir localement pour réveiller la contractilité des canaux éjaculateurs.

« Un des meilleurs procédés est la galvanisation, à l'état permanent (5 à 10 milliampères) pendant cinq minutes, suivie de cinq minutes de galvanisation à intermittences rythmées; une électrode de Newman est enfoncée jusque dans la portion prostatique de l'urèthre; elle est reliée au pôle négatif d'une source à courant continu; l'autre pôle est sur le périnée. Les séances ont lieu tous les deux jours.

« Les courants de haute fréquence (électrode reliée à la spire supérieure d'un résonnateur monopolaire, dans le rectum), appliqués suivant la même technique que dans le traitement des hémorroïdes, donnent également de bons résultats, au dire de M. Cassan. » (Weil).

ÉPIDIDYMITE — ORCHITE

Ce sont deux termes un peu barbares pour les profanes qui signifient qu'il y a inflammation du cordon spermatique et consécutivement du testicule : le public dit couramment que la *chaudepisse est tombée dans les bourses.* C'est une complication assez fréquente de la blennorrhagie, complication très pénible, très douloureuse et d'effets désastreux pour la suite. Le malade éprouve au début, d'un seul côté une sensation de douleur, de lourdeur dans les bourses; il semble qu'il ait une « balle de plomb tirant sur le testicule, le cordon et les reins « (Diday). La douleur se propage au bas-ventre, le testicule augmente de volume, l'inflammation gagne toute la région, la fièvre s'allume et le malade est obligé de se mettre au lit. Il arrive fréquemment aussi que le tissu du testicule se prend.

De tout ceci, outre la douleur du moment, il peut résulter que le testicule s'atrophie, et que l'homme soit pour ainsi dire démasculinisé.

En tout cas une orchite double laisse à sa suite de l'infécondité, et cet état peut subsister toute la vie ; en tout cas il persiste de longues années. « Or l'infécondité, ce n'est pas seulement l'incapacité de reproduction: c'est aussi et plus encore l'amertume de la déchéance, l'humiliation, le crève-cœur indéfini. C'est aussi l'interdiction du mariage ou, si le mariage est accompli, la solitude *in æternum* du foyer domestique, la désolation du nid désert, et la maison sans enfants (Fournier) ».

Les orchites et épididymites peuvent aussi être dues à des fièvres infectieuses, oreillons, scarlatine, tuberculose, érysipèle, etc., etc.

Le malade sera couché dans son lit, les bourses relevées. On a conseillé l'onguent napolitain, le gaïacol, le salicylate de méthyle.

Le meilleur traitement à mon avis est le traitement électrothérapique quand on peut l'appliquer.

D'après Doumer l'effluvation avec une électrode reliée à la spire supérieure d'un résonnateur Oudin, ou l'application directe des courants de haute fréquence, réussit fort bien contre les orchites aiguës.

Contre les orchites chroniques, on peut employer les courants continus (une électrode positive moulant le testicule et une électrode négative sur l'abdomen) avec des intensités de 15 à 20 milliampères; on doit répéter les séances deux à trois fois par semaine.

Un excellent traitement consiste à faire pénétrer par l'électrolyse une solution d'iodure à 25 0/0. On place le pôle positif en avant du testicule; le pôle négatif est constitué par des plaques de feutre ou de tarlatane imprégnées de la solution iodurée.

On fait deux fois par semaine des applications de courant de 1/4 d'heure de durée chaque fois avec une intensité de 15 à 20 milliampères.

La tumeur se résout rapidement et guérit très vite.

PARALYSIES VÉSICALES

« La faradisation, ainsi que l'a montré M. Laruelle, peut amender et guérir les premières. La technique du traitement est la suivante: une électrode reliée à l'un des pôles d'une bobine à fil fin est placée sur l'abdomen, une sonde traversée par un fil conducteur terminée par une olive métallique est introduite dans la vessie; elle est reliée à l'autre pôle de la bobine; l'on débute par débiter un courant donnant une faible sensation.

« Le traitement est continué quotidiennement; ses bons effets se traduisent rapidement par ce fait que la vessie se vide de plus en plus complètement par la miction volontaire. »

Plus récemment M. Doumer a repris cette étude et a traité plusieurs blennorrhagies soit en promenant sur la verge, le long de l'urèthre une électrode à manche de verre reliée à la spire supérieure d'un résonnateur. Il a constaté une action très rapide sur les phénomènes douloureux, moins rapide, mais très marquée, sur les phénomènes inflammatoires et l'écoulement.

Ces faits sont bien intéressants et permettent d'utiliser les courants de haute fréquence au moins contre le symptôme douleur.

Avant de reconnaître à ces courants une valeur curative il faudra évidemment apporter des observations avec examens bactériologiques, et étudier s'ils ont un effet sur les uréthrites chroniques, les seules importantes à traiter parce qu'elles sont si souvent rebelles.

CANCERS

DES ORGANES GÉNITO-URINAIRES

Les rayons X et le radium calment immédiatement la douleur en donnant une survie supportable (Foveau de Courmelles). Il faut que ces agents soient bien maniés; inoffensifs pour des médecins expérimentés, ils sont dangereux pour qui n'a pas la grande habitude de les utiliser avec le maximum de prudence. Les hémorragies, les douleurs, l'odeur disparaissent rapidement avec ces merveilleux agents physiques.

LA LITHIASE VÉSICALE

LA MALADIE DITE DE LA PIERRE

La présence de pierres dans la vessie est assez fréquente et subordonnée à un nombre relativement considérable de causes.

Cette affection s'appelle scientiquement *lithiase vésicale* (de λίθος pierre), ou encore *calcul vésical*, *pierre*. Pour plus de simplicité nous lui donnerons son nom générique de *lithiase*.

La lithiase est une maladie plus fréquente dans la race blanche, et dans celle-ci plus particulièrement chez les Anglo-Saxons, d'après Mohr.

L'homme en est beaucoup plus fréquemment atteint que la femme, celle-ci donnant à peine 3 à 5 0/0 de la statistique des lithiasiques, et c'est surtout une maladie de l'âge mûr, plutôt même de la vieillesse.

Les constitutions arthritiques semblent d'après Bouchard, Lecorché, Durand-Fardel prédisposées à la lithiase vésicale, et l'excès d'acide urique constitue comme la présence de l'acide oxalique dans les urines, une cause de formation des calculs. Ceci constitue ce que l'on appelle la *lithiase acide*.

Il existe aussi une *lithiase alcaline* d'origine phosphatique, laquelle donne des calculs phosphatiques ammoniaco-magnésiens ou de carbonate de chaux qui peuvent être primitifs, mais sont le plus souvent dûs à une inflammation microbienne de l'appareil urinaire.

La lithiase vésicale n'affecte guère plus spécialement les pauvres que les riches. Toutefois l'abus de la bonne chère et des viandes prédispose à la gravelle urique, comme aussi un régime végétarien où domineraient l'oseille, les tomates, le céleri, les haricots verts peut inciter à la formation de graviers et de calculs.

« Le rôle des eaux calcaires ou magnésiennes, écrit Pousson, n'est pas nul, mais il a été certainement exagéré ainsi que le prouve la distribution géographique de l'affection calculeuse. L'influence des boissons alimentaires est plus certaine. Les grands vins de Bourgogne, ceux du Saint-Émilionnais et quelques-uns du Médoc favorisent incontestablement la gravelle ; par contre, les vins de Champagne, du Rhin, de la Moselle combattent peut-être les effets de la diathèse urique par leur richesse en acide carbonique et en bitartrate de potasse ; mais par leur teneur en acide oxalique ils peuvent aussi devenir nuisibles. La bière a tour à tour été considérée comme favorisant ou au contraire entravant la lithiase : ces effets opposés s'expliquent par la composition très variable de cette boisson.

« D'après Denis Dumont (de Caen), le cidre serait un agent d'immunité en raison de ses propriétés diurétiques et lithontriptiques dues aux carbonates alcalins, qui le rapprochent des eaux de Vichy, Vals, Contrexéville, etc. »

C'est d'abord par des douleurs vagues dans le bas-ventre et le périnée que se manifestent les calculs, douleurs sans particularité, souvent très espacées. Puis un beau jour la scène change d'aspect; au lieu d'une douleur vague et imprécise, c'est une douleur atroce au col de la vessie, s'irradiant dans le périnée, le bas-ventre, la verge, l'urèthre *avec maximum au gland* que le malade tiraille, presse, malaxe pour tâcher d'échapper aux brûlures tenaillantes qui l'étreignent dans tout son canal.

Ceci c'est de la douleur spontanée provoquée par le calcul qui vient se placer au niveau du col vésical.

Mais il y a encore et surtout les douleurs provoquées pas certains actes ou certaines attitudes. Il est des calculeux qui ne peuvent pas rester debout et encore moins assis. La marche devient pénible, un faux pas, un geste un peu brusque, et la douleur apparaît. Bien entendu la gymnastique, l'équitation, la bicyclette deviennent impossibles.

Il en va de même pour la locomotion dans un véhicule quelconque .

« La voiture à deux ou quatre roues, alors même qu'elle est construite dans les meilleures conditions, est toujours fort mal supportée par les calculeux. La douleur se produit dès les premiers ébranlements, et, pour peu que le pavé soit mauvais, ce mode de transport devient intolérable; la voiture est donc un bon moyen de diagnostic, car il est bien peu de calculeux qui n'en souffrent pas.

« Il n'en est plus de même du chemin de fer. Le plus souvent il est facilement supporté; les calculeux peuvent faire de longs voyages, ils ne souffrent qu'au départ et à l'arrivée, lorsqu'ils font un trajet en voiture pour aller à la gare et en revenir. L'omnibus est encore mieux toléré que le wagon.

« Chose véritablement imprévue, l'effet de ce lourd véhicule est, dans la plupart des cas, presque nul au point de vue de la production de la douleur. Tel calculeux, qui ne peut se promener dans l'équipage le mieux suspendu, circule commodément en omnibus, et, s'il lui arrive de voyager sur l'impériale, il s'y trouve encore plus complètement à l'aise que dans l'intérieur de la voiture. » (Prof^r^ Guyon.)

Les besoins d'uriner du calculeux sont extrêmement fréquents, surtout *le jour*. C'est un élément de diagnostic différentiel entre le calculeux et le prostatique, car celui-ci urine surtout la nuit. D'ailleurs le calculeux est bien au lit, il repose sa vessie et il sent un bien-être considérable. Certains calculeux préfèrent se coucher pour uriner que de rester en toute autre position. Ceci se conçoit car par l'effet de la pesanteur le calcul s'éloigne du col quand le malade est couché, et par suite la sensation de brûlure ne se produit pas. Un symptôme auquel certains médecins donnent une capitale importance, c'est *l'interruption brusque* du jet au milieu de l'urination.

La rétention et l'incontinence d'urine sont exceptionnelles chez les calculeux.

Un signe excellent de calcul est le suivant : le malade

appelle le médecin ou se précipite chez lui affolé car il vient de pisser du sang tout rouge, presque pur. Interrogez-le. Le calculeux vient de faire ou une marche, ou un exercice quelconque, simple ou violent. A la suite de cet exercice ou de cette fatigue, il a uriné du sang. Consolez-le et mettez-le au lit, tout va rentrer dans l'ordre.

Le médecin en présence de ces symptômes doit se mettre en quête du calcul. Il le cherchera par le toucher rectal, bien infidèle, sauf peut-être chez les enfants et les adultes maigres.

Mais c'est surtout par l'exploration directe à l'aide de l'explorateur métallique que l'on trouvera le calcul, qu'on le mesurera même, et qu'on localisera sa position.

Dans un livre de vulgarisation la description des manœuvres d'exploration vésicale serait fastidieuse et sans profit pratique, car le médecin seul doit et peut intervenir en l'espèce.

La cystoscopie, les rayons X, seront des moyens à employer suivant la susceptibilité des sujets, leur conformation physique, et même la composition des calculs. Ainsi les calculs d'acide urique ou d'urates, perméables aux rayons X échappent à ce moyen de recherche, tandis que les calculs de phosphate et d'oxalates sont révélés de façon très précise.

Durée. — Un calcul dure autant que le sujet si on ne l'enlève pas. Sans doute il peut n'être pas dangereux, mais il subsiste quand même. « Abandonnée à elle-même, écrit Rousson, l'affection calculeuse, finit souvent par tuer le malade, et c'est en général à une des formes de l'intoxication urineuse aiguë ou chronique qu'il succombe ».

Le pronostic de la pierre, autrefois considéré par les anciens comme très grave, s'est de notre temps fort amendé grâce aux moyens de diagnostic et de traitement. Le volume, le nombre, la consistance des calculs ont une influence sur la gravité de la maladie. Mais c'est surtout leur nature qu'il importe de bien connaître. Si le calcul est urique, uratique ou oxalique, ce peut n'être qu'une manifestation sans gravité d'une diathèse; s'il est phosphatique, ceci révèle une maladie profonde des organes urinaires, et l'intervention est là moins efficace, la guérison plus douteuse.

TRAITEMENT DES CALCULEUX

Le Calcul est d'origine urique ou uratique.

Régime. — Manger le moins de viande possible. — Laitage. — Œufs. — Viandes blanches. — S'abstenir de viandes marinées ou faisandées, de gibier, de charcuterie, de conserves, de foies gras, de poissons de mer, de coquillages.— Peu de viandes rouges et les manger grillées ou rôties seulement.

Beaucoup de légumes (point très important, car les légumes facilitent la solubilité des urates) à l'exception toutefois de la tomate, de l'oseille, des asperges.

Ni vin généreux, ni alcool. Les boissons légèrement

fermentées, les vins blancs de Champagne ou d'Anjou nouveaux, les bières légères, le cidre ne seront pas contre-indiqués pourvu qu'on n'en fasse point excès.

Comme eau, de l'eau pure, ou bien Vittel, Contrexéville, Evian, Allet, Thonon et toutes les eaux faiblement minéralisées.

Activer les échanges par la marche et l'exercice.

L'ÉLECTROTHÉRAPIE par le bain statique, dont je me sers constamment chez ces malades, donne une suractivité considérable à leurs échanges et empêche les dépôts uriques ou uratiques par suite précisément de cette suractivité cellulaire, et permet toujours par le même procédé la fonte et la disparition, quand elle est possible, des cailloux existants.

Les alcalins constituent d'après Bouchard une méthode excellente de traitement; ce sont les sels de soude qui doivent avoir la préférence (Bionatrine, à base de bicarbonate, benzoate et phosphate de soude).

La lithine est un médicament de tout premier ordre ici qui fait fondre les urates et empêche leur production. La lithine étant surtout soluble en présence de l'acide carbonique; les industriels préparent des sels effervescents immédiatement utilisables (Lithine Gustave Chanteaud) et très pratiques.

Les eaux minérales où envoyer les uratiques sont très nombreuses :

« Les unes, telles que celles d'Evian, de Vittel, de Contrexéville, de Capvern, dont la teneur en principes minéraux est presque nulle, n'interviennent guère que comme diurétiques ; les autres, riches surtout en bicarbonate de soude, comme celles de Vichy, Royat, Vals, Pougues, Néris, Ems, entraînent les urates à leur passage dans les tissus ; d'autres enfin, contenant avec du bicarbonate de soude, des chlorures et des sulfates de soude Carlsbad, Marienbad, Kissingen en Allemagne, Plombières, Bourbonne-les-Bains, Bourbon-l'Archambault, en France, agissent par l'intermédiaire du tube digestif en stimulant la fonction du foie dont le rôle dans l'excrétion de l'acide urique est considérable. Thompson, qui attribue un rôle prépondérant à la paresse hépatique dans la genèse des calculs urinaires, insiste sur l'emploi des eaux purgatives de Hunyadi-Janos, de Püllna, de Friedrichshall, de Marienbad, Carlsbad et sur l'administration des mercuriaux et des pilules bleues. » (Pousson).

Je conseille volontiers aussi l'absorption quotidienne de lait chaud le soir additionné de deux cuillerées à soupe de *Sylvanine Dupin.*

Le calcul est oxalique. — Le traitement général est à peu près le même que ci-dessus. Eviter surtout les aliments contenant de l'acide oxalique : oseille, tomates, haricots verts, rhubarbe, café, thé, cacao.

Surveiller les déjections et traiter la dyspepsie, ne conseiller, dit Guyon, que les aliments de digestion facile et rapide, et complètement assimilables.

Favoriser les échanges par les frictions et surtout par l'électrothérapie comme je le disais au paragraphe précédent.

Je ne conseille pas beaucoup l'hydrothérapie car le

rein se congestionne par ce moyen et il faut se garder d'exciter cet organe dont le bon fonctionnement est nécessaire et indispensable dans les cas de calculs.

Les alcalins (*Bionatrine*) seront là tout indiqués à dose modérée et réglée.

Le calcul est phosphatique. — Ici pas d'alcalins.

Il faut au contraire une médication acide (acides chlorhydrique, phosphorique, carbonique, salicylique).

Les auteurs anglais conseillent même des injections acides dans la vessie. Guyon préfère les injections de nitrate d'argent qui modifient l'état de la vessie, c'est la méthode française et c'est celle que nous suivons.

Malgré cela, il est bien difficile d'arriver à un heureux résultat dans cette diathèse phosphatique encore obscure et pleine d'inconnu.

Traitement électrothérapique. — J'ai déjà dit plus haut la grande importance que j'attachais à l'emploi de l'électricité comme agent modificateur général chez les prédisposés aux calculs vésicaux. J'insiste sur ce point de médication préventive et curatrice qu'il ne faut pas négliger.

Lorsque le calcul est formé, l'électricité peut-elle le dissoudre ?

Lorsqu'il n'est pas trop volumineux bien certainement, oui.

Voici comment je procède dans les cas de cristaux uriques ou oxaliques.

Après avoir pratiqué un lavage de la vessie soit avec

de l'eau boriquée, soit avec de l'eau bouillie, j'introduis dans la vessie de l'eau bouillie contenant en dissolution du chlorure de lithium (0,25 0/0) et de la lithine (0,20 0/0). Je fais arriver le pôle positif dans cette solution, intravésicale, et le pôle négatif est placé en pôle perdu sur le dos ou la cuisse. On fait passer un courant progressivement croissant de 5 à 30 milliampères pendant une durée de 10 à 25 minutes, et cette opération se renouvelle 2 ou 3 fois par semaine.

Dans les cas moyens, la réussite est la règle pourvu que le traitement soit méthodiquement institué, bien gradué et régulièrement suivi.

Il demeure bien entendu que le traitement général sera institué concurremment avec le traitement électrothérapique.

Traitement chirurgical. — Si tout échoue il faut recourir au traitement chirurgical.

Les calculs se traitent chirurgicalement par deux moyens :

1° La lithotritie;

La lithotritie est une opération qui consiste à broyer la pierre dans la vessie à l'aide d'un instrument (lithotriteur) introduit par l'urèthre et à extraire les débris de calcul par l'aspiration.

2° La taille.

La taille consiste à pénétrer dans la vessie par une ouverture pratiquée soit par le périnée (taille périnéale) soit par l'abdomen dans la région située au-dessus du pubis (taille hypogastrique ou suspubienne) et à vider la vessie de son ou de ses calculs.

Les chirurgiens sont, cela va de soi, seuls juges de l'opportunité de la lithotritie et de la taille. Pour mon compte, quand cela est possible, je préfère la première à la seconde.

Le moins de délabrement possible tel est mon principe !

IMPUISSANCE

L'impuissance est caractérisée par l'impossibilité d'accomplir l'acte génital. L'érection fait totalement défaut ou bien disparaît au moment utile.

Elle affecte deux formes différentes d'après Althaus.

Il y a l'impuissance cérébrale, celles des timides, des craintifs. Au moment propice l'érection fait défaut. Nombre de jeunes mariés ont connu ce Waterloo de l'alcôve ; ceux qui ont eu un premier échec doutent d'eux-mêmes et courent au second désastre. D'autres s'observent, s'étudient, ils ont peur et, comme le dit Brissaud « c'est une intempestive distraction que de méditer au moment du coït sur une impuissance problématique » ; ceux-là sont des neurasthéniques.

Il y a une autre forme d'impuissance : ce sont ceux qui ont fini avant d'avoir commencé et qui ont éjaculé avant même que l'érection soit complète.

Cette impuissance-là vient des centres médullaires ; ce n'est pas la plus commode à guérir.

Toutes les formes d'électricité agissent contre l'impuissance en révulsionnant en général la colonne vertébrale. Le balai faradique, les étincelles statiques ou de haute fréquence (Foveau de Courmelles) donnent des succès. La galvanisation avec pôle négatif sur le périnée et pôle positif sur la nuque peut être aussi heureusement employée ; le pôle négatif, pour éviter les eschares, les brûlures devra être fréquemment promenée sur la région périnéale.

D'UN NOUVEAU TRAITEMENT
DES
BLENNORRHÉES ET DES CYSTITES

PAR L'INSUFFLATION D'OZONE

« Une chaudepisse commence, Dieu sait quand elle finira! » C'est cette exclamation de Ricord que malades et médecins doivent avoir sans cesse présente à la mémoire lorsqu'il s'agit d'une blennorrhagie.

On croit volontiers que la blennorrhagie est une affection bénigne, un péché véniel dont on a facilement le pardon. Rien n'est moins exact. Et c'est toujours Ricord qui affirmait, non sans raison, que mieux vaut une syphilis moyenne qu'une blennorrhagie rebelle et compliquée.

Les complications, sinon les plus tumultueuses, du moins les plus redoutables sont sans conteste la chronicité (BLENNORRHEE) et la CYSTITE AVEC INTERMITTENCES. On a tout essayé contre ces manifestations torpides et sans fin, injections, bougies médicamenteuses, suppositoires uréthraux, instillations, massage uréthral avec dilatation. Et il faut bien dire que souvent tous ces traitements, même bien conduits, échouent ou n'aboutissent qu'à de passagères rémissions, au point que je ne suis pas éloigné de croire que, dans certains cas d'âge ancien, chez certaines constitutions, la blennorrhée devient et reste incurable. L'observation peut sembler osée; elle n'est peut-être pas si éloignée de la vérité.

J'avoue que souvent, il m'est arrivé, après avoir tout essayé, de me trouver découragé devant la résistance du mal. Le sujet lui-même se fatigue; il accuse le médecin d'ignorance ou le soupçonne d'entretenir la maladie. Et, n'était le devoir impérieux de dire la vérité telle qu'on la doit, on serait tenté parfois, en présence de l'état indolore des régions, d'affirmer la guérison. Le microscope est là pour réfréner cet optimisme, et mieux vaut laisser échapper le malade et le laisser courir à d'autres aventures thérapeutiques que de lui donner une sécurité qui lui fera semer sur sa route la contagion et ses conséquences.

J'apporte aujourd'hui le fruit et le résultat d'expériences personnelles que j'ai tentées pour donner aux médecins un agent nouveau de médication, ou plutôt un emploi nouveau d'un agent thérapeutique déjà connu.

Il s'agit de l'ozone en l'espèce.

L'ozone constitue, chacun le sait, un excellent antiseptique. Labbé et Oudin l'ont employé non sans succès dans le traitement de la tuberculose; Morton a signalé aussi d'heureux résultats dans le *New-York Med. Journ.* en 1894.

C'est un agent très excitant, très irritant parfois des muqueuses. Ceci est une question de mesure et de doigté; il ne faut aller ni en deçà ni au delà, et le sens clinique comme aussi les susceptibilités individuelles doivent guider le médecin. Mais cette propriété d'exciter la vitalité des muqueuses en les irritant légèrement quand on sait manier l'ozone, est précisément la raison qui m'a déterminé à l'employer dans le traitement des blennorrhées et des cystites. Je dois dire que sur ce dernier point, j'avais connaissance de la communication de Luys sur l'emploi de l'air stérilisé dans le traitement des cystites et en particulier de certaines cystites hémorrhagiques où l'auteur, sans rien affirmer, signalait parfois d'heureux résultats.

Je sais qu'on ne manquera pas de m'objecter ce qu'Arnozan résume si bien dans son *Précis de Thérapeutique*, à savoir que l'ozone libre laisse échapper nombre de microbes, son affinité pour les substances organiques dissoutes dans les liquides l'amenant à les oxyder, puis à les précipiter sous forme de coagulum qui entoure les bactéries d'une couche protectrice. Je prends acte de la constatation, et je dis qu'elle n'est pas une objection, au contraire, quand on a une bonne technique.

La technique que j'emploie est la suivante. J'ai fait construire sur mes données, par MM. Malaquin et Poulignier, un ozoniseur dont je donne ci-contre la reproduction photographique. Cet ozoniseur s'adapte sur une source de courant électrique (secteur ou autre) par deux fils conducteurs reliés à deux bornes d'un tableau par exemple, tableau de cabinet, comme celui dont je me sers personnellement chez moi. On fait passer le courant, et à l'aide de la poire figurée ci-contre on chasse l'air jusqu'à ce qu'on ait la perception très nette de l'ozone. A ce moment l'aide continue à presser, ou bien on se sert d'une poire à pied, et on introduit dans le canal une sonde percée de trous sur ses 2/5 inférieurs, et on fait plusieurs insufflations très douces et non précipitées.

Puis on retire la sonde et on laisse le malade au repos pendant 1/4 d'heure ou 1/2 heure.

Il faut répéter ces séances tous les jours ou tous les deux jours, en observant bien le sujet, en l'interrogeant avec soin, et en s'assurant que le canal n'est pas irrité. S'il y avait irritation, soit par le fait de l'ozone, soit par brusquerie de manœuvre, soit par excitabilité individuelle, il faut arrêter quelques jours, puis reprendre.

J'ouvre ici une parenthèse. J'avais fait construire tout d'abord pour cette manœuvre, une sonde en maillechort (celle qui est représentée posée sur la tablette), ayant la forme d'une Béniqué, et répondant au calibre 16 et 17 de la filière Charrière, car il importe que le canal ne soit pas très dilaté, et il va sans dire qu'il faut qu'il ne soit pas ou qu'il soit relativement peu rétréci. J'ai renoncé à cette sonde métallique, parce que je la trouve trop rigide, et j'ai surtout besoin de flexibilité ; de plus et quoi qu'on dise, l'ozone altère le maillechort.

J'ai alors fait construire, sur mes données, une sonde insufflatrice en gomme par M. Eynard qui est, comme on le sait, un fabricant très consciencieux et très expert. Cette sonde dont le dessin est ci-contre, est une sonde à bout rond et perforé à son extrémité comme sur les côtés. Elle présente à son extrémité supérieure un renflement qui permet de la faire entrer à frottement suffisant dans la lumière du tube de caoutchouc

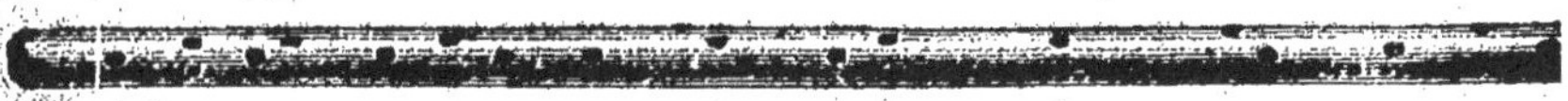

Fig. 24.

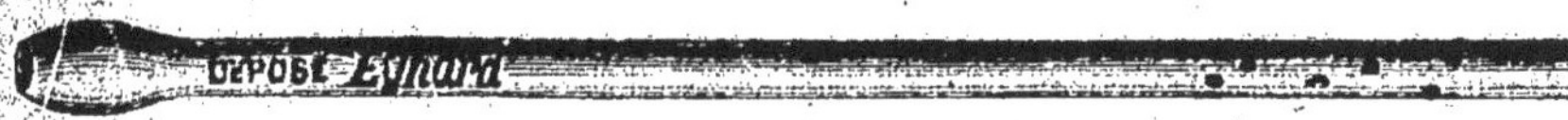

Fig 25.

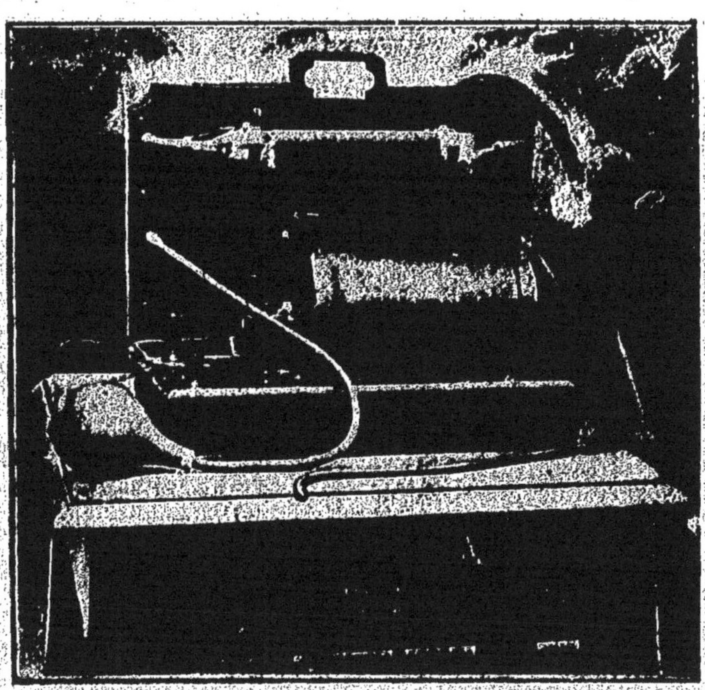

Fig. 26.

qui sort à l'autre extrémité de l'ozoniseur et qui conduit l'ozone à la sonde et par suite dans le canal.

Avec cette instrumentation qui permet de varier et de diminuer le calibre de la sonde au gré du médecin et suivant les exigences d'un canal à plus ou moins grande perméabilité, on peut opérer sans crainte.

Sous l'influence de l'ozonisation que je répète plusieurs jours de suite, il se fait un travail indolore de réparation qui se constate par la diminution des filaments dans l'émission des urines *(épreuves des trois verres)*, et par la cessation de la goutte matutinale.

Mais, chose beaucoup plus importante, le microscope accuse dans tous les cas la diminution, et dans de nombreux cas la disparition du gonocoque. C'est là un résultat patent, précis, qui est bien dû à la seule ozonisation.

Cependant, même lorsque le gonocoque a disparu ou semble avoir disparu, ceci ne me satisfait pas encore complètement, car je me souviens qu'il peut sommeiller enroulé dans le coagulum organique dont il a été question plus haut. D'autre part, la muqueuse est toujours un peu éraillée, et il y a lieu de compléter l'action de l'ozonisation, même apparemment excellente et totale, par les méthodes éprouvées. Car un moyen nouveau n'est pas, dans mon esprit, un moyen exclusif et spécifique.

Lors donc que des insufflations ont été faites pendant plusieurs (5 à 10) séances, il faut ajouter à l'ozonisation une autre manœuvre, c'est celle de l'*instillation* qui sera faite 10 minutes après, et cela pendant 5 ou 6 séances.

Dans ce cas spécial je me sers d'instillations au protargol de préférence, à 2, 5 et 10 % suivant les cas, à la quantité de 10 à 20 gouttes.

Quel est le but de l'instillation en l'espèce?

Je rappelle encore une fois et j'y insiste, que l'ozone oxyde les matières organiques, qu'il les précipite sous forme de coagulum entourant les bactéries d'une couche protectrice. Sur le coagulum agit précisément le protargol qui le dissout, le détruit, et avec lui les bactéries engourdies. Mes recherches microscopiques m'ont démontré que mes prévisions étaient exactes. Ai-je besoin d'ajouter que je désire les voir contrôlées, réfutées, car pour minutieuse et scrupuleuse qu'ait été mon observation, elle sollicite encore la critique du temps et de l'expérience.

Malgré que je sois très respectueusement de l'avis du professeur Guyon qui instille de préférence le nitrate d'argent dans les blennorrhées, j'ai constaté, dans le cas particulier d'instillations succédant à l'ozonisation, une tendance plus grande à l'inflammation et à la douleur avec le nitrate d'argent, ce roi des médicaments uréthro-vésicaux, plutôt qu'avec le protargol. Toutefois je me hâte d'ajouter que, sauf cet inconvénient, il n'y a pas d'opposition à l'emploi du nitrate; il sera néanmoins employé seulement au 1/200 et même au 1/500 au début surtout.

Enfin, lorsqu'il a été fait ainsi de 10 à 15 séances *en tout* d'ozonisation d'abord et d'ozonisation suivie d'instillations, je procède en fin de compte et pour balayer le canal complètement à 5 grands lavages de l'urèthre d'après la méthode de Janet. C'est peut-être un luxe

8

de précautions, mais j'estime qu'on n'en saurait trop prendre et qu'on ne saurait trop aider à l'assainissement et au déblayement complet de la muqueuse. Pour ces lavages j'emploie ou bien une solution de permanganate à 1/5.000, ou bien de préférence une solution d'oxycyanure de mercure à 1/4.000. Ce sont là des doses très suffisantes dans le cas spécial, et après les manœuvres précédemment décrites.

Telle est la technique que j'emploie dans les uréthrites chroniques à gonocoques.

Dans le cas de cystite je procède exactement de la même manière quant à l'insufflation d'ozone. Que la cystite soit d'origine blennorrhagique, traumatique, tuberculeuse ou de toute autre nature, je me sers de l'ozonisation, voilà qui est bien entendu.

Lorsqu'arrive la période du médicament topique qu'en tout état de cause j'emploie couramment, je me sers alors d'une préparation nouvelle en instillations, le *Néogaïacol* au 1/10. Le Néogaïacol est un corps nouveau trouvé dans les laboratoires de MM. Lumière, de Lyon. Ces Messieurs que j'ai eu l'honneur de voir lors de mon séjour en cette ville, ont mis à ma disposition des flacons de solution stérilisée de néogaïacol au 1/10, suivant la formule que je leur ai demandée, et je me suis servi de ce corps nouveau avec la plus vive satisfaction. Le néogaïacol est à mon avis supérieur au gaïacol lequel est employé en urologie comme anesthésique et probablement comme modificateur. Les qualités du gaïacol se trouvent exaltées dans le néogaïacol.

La solubilité complète du médicament dans l'eau le rend d'un emploi commode et facile, et j'ai eu dans les cystites avec le néogaïacol, des résultats très heureux et très satisfaisants.

J'ajoute que je poursuis mes recherches sur ce sujet dans la blennorrhagie, c'est-à-dire dans l'inflammation aiguë du canal uréthral à la période terminale seulement ; toutefois ma documentation sur ce point ne me permet pas encore de tirer des conclusions définitives et précises.

Il va sans dire d'autre part que le néogaïacol n'a pas la prétention de se substituer exclusivement au nitrate, au sublimé, au goménol. Dans cette étude il s'agit surtout des exacerbations cystiques dues à la blennorrhagie, et je n'ai pas la prétention d'avoir résolu la question des cystites calculeuses, tuberculeuses, prostatiques ou autres au point de vue thérapeutique. Les recherches se feront et continueront de ce côté, mais bien entendu, je n'ai pas voulu dire que j'apportais un spécifique ni une panacée.

Toutefois, quant à présent dans les cas de cystites autres que celles d'origine blennorrhagique, j'ai pu employer concurremment et comparativement avec tous les topiques connus le néogaïacol; je ne l'ai pas trouvé inférieur à ceux-ci.

Donc et pour conclure :

La blennorrhée, ou les blennorrhagies récentes quoique à lente évolution à leur période terminale, pourront être traitées par les insufflations d'ozone dans l'urèthre et dans la vessie, qu'on accompagnera au bout de quelques séances d'instillations au protargol. Ce traitement sera terminé par les lavages uréthraux au permanganate (1/5.000) ou à l'oxycyanure de mercure (1/4.000).

Les cystites en général, et les cystites d'origine blennorrhagique plus spécialement étudiées dans cette communication se trouvent bien de la même technique. Ici l'auteur a de préférence choisi comme liquide d'instillation le Néogaïacol.

Tel est, comme nous l'avons dit au début, le nouveau moyen thérapeutique que nous soumettons à l'examen du corps médical.

Nous n'avons pas la prétention d'avoir trouvé un spécifique non plus que d'avoir des statistiques constamment heureuses. Nous serions surtout heureux d'appeler l'attention des médecins sur ce point si délicat de la pathologie urinaire, de voir contrôler, critiquer ou fortifier nos expériences que nous avons menées avec bonne foi et avec tout l'esprit scientifique dont nous sommes capables.

TABLE DES MATIÈRES

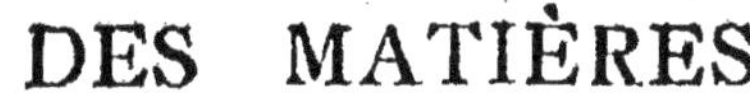

Paris. — Imprimerie Vauthrin Frères, rue des Archives, 61.

TABLEAU ÉLECTRIQUE

Galvanisation, Faradisation,
Courants combinés, Courants rythmés, Cautères, Lumière

Modèle construit sur les indications du Dr MONNET.

www.ingramcontent.com/pod-product-compliance
Ingram Content Group UK Ltd.
Pitfield, Milton Keynes, MK11 3LW, UK
UKHW020348230726
13925UKWH00003B/1022